微信扫码获取配套视频资源

教学视频：

专家悉心讲解推拿操作手法，帮你快速掌握手法要领。

微信群：

为读者打造线上共同学习中医传统疗法的微信社群，与全国读者分享心得体会、交流学习经验。

如何领取线上学习资源？
无需下载，免去注册，省时提效

1. 微信点击"扫一扫"；
2. 扫描左侧二维码；
3. 关注"青岛出版社微服务"公众号。

如何加入微信群？

1. 微信点击"扫一扫"；
2. 扫描左侧二维码；
3. 根据提示加入微信群；
4. 回复关键字，获取更多增值服务。

零基础学 推拿

成向东 ◎ 主编

青岛出版社
QINGDAO PUBLISHING HOUSE

图书在版编目（CIP）数据

零基础学推拿 / 成向东主编 . — 青岛 : 青岛出版社 , 2019.9
ISBN 978-7-5552-8344-7

Ⅰ . ①零… Ⅱ . ①成… Ⅲ . ①推拿—基本知识 Ⅳ . ① R244.1

中国版本图书馆 CIP 数据核字（2019）第 117382 号

《零基础学推拿》编委会

主　　编：成向东
副 主 编：赵　峻　石艳芳　张　伟
编 委 会：石　沛　赵永利　姚　莹　王艳清　杨　丹　李　迪

书　　名	**零基础学推拿** LING JICHU XUE TUINA
出版发行	青岛出版社
社　　址	青岛市海尔路 182 号（266061）
本社网址	http://www.qdpub.com
邮购电话	13335059110　0532- 68068026
责任编辑	刘晓艳
封面设计	曹雨晨
印　　刷	青岛北琪精密制造有限公司
出版日期	2019 年 9 月第 1 版　2019 年 9 月第 1 次印刷
开　　本	16 开（710mm×1010mm）
印　　张	13
字　　数	150 千
图　　数	200
书　　号	ISBN 978-7-5552-8344-7
定　　价	45.00 元

编校印装质量、盗版监督服务电话　4006532017　0532-68068638
建议陈列类别：中医保健类

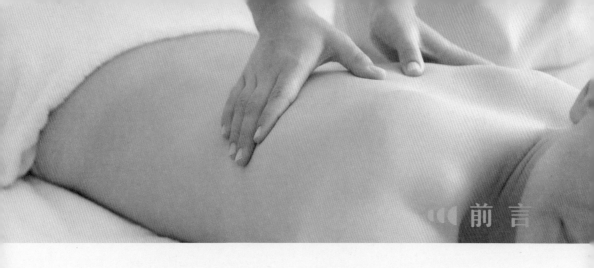

推拿是中国古老的健身祛病方法，早在先秦时期，神医扁鹊就用推拿的方法为人们治病。推拿疗法，既可调治疾病，又能保健强身，使人延年益寿。其主要的优势在于不花钱或少花钱就能治病养生，且简便易行，易学易懂，人人可用，见效快、疗效好、安全可靠，保健效果佳，无不良反应。因此，它能够长期在民间广泛流传与应用。

在当今医学临床中，推拿疗法不仅可以调治外科病，还可以调治内科、妇科、男科、儿科等疾病，对于慢性疾病、功能性疾病、发育性疾病也有很好的疗效。

为了让您明白推拿祛病、健身的妙处，并能由零基础掌握实用的推拿方法，很好地调治自己的身体，以对付生活中各种常见的不适与疾病，我们编撰了该书。

全书共分为十章。第一章，重点介绍推拿常用穴位，让您对身体经络有一个全面了解。第二章，主要介绍家庭推拿常识，让您了解推拿的方法、工具、注意事项等。第三章，向您介绍防病健身的推拿方法，让您拥有健康好体质，益寿延年。第四章，主要介绍如何通过推拿解决亚健康问题。第五章，介绍各种常见疾病的推拿疗法，您用心掌握，小病小痛捏捏按按就能搞定。第六、第七、第八章，主要针对夫妻、老人、孩子等家庭成员经常出现的问题，献上独特的推拿疗法，呵护家人健康。第九章，主要介绍如何解决常见职业病，使您的身心不受疾病的困扰。第十章，重点介绍日常生活中一些突发疾病的应急推拿方法，使您在关键时刻"化险为夷"。

希望这本书可以帮助您悉心呵护您和家人的健康，通过按按捏捏、拍拍打打，就能达到有病祛病、无病健身的目的。

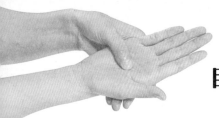

目录 ▶▶▶

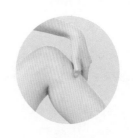

第5章

家庭常见病推拿
——按按捏捏就有效

第6章

为感情加分
——夫妻推拿消除难言之隐

第7章

为父母推拿
——改善中老年慢性病

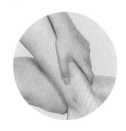

小儿推拿百病消
——用双手把健康送给孩子

职场疲劳一扫光
——自己动手舒筋活络

家庭自救方案
——突发病症的应急推拿

第1章

认识经络和穴位

——推拿入门的先决条件

穴位又称腧穴，是全身气血输注出入的特殊部位，与人体各组织器官有密切联系。它既能反映身体病痛，又能接受刺激，防治疾病。要想通过推拿刺激穴位祛病养生，首先要找准穴位。

取穴的基本方法

穴位又称腧穴，是人体经络线上的特殊点区，是全身气血输注出入的特殊部位，与人体各组织器官有密切联系。它既能反映身体病痛，又能接受刺激，防治疾病。

人体已确定有针对性功效的穴位大部分位于十四条经络上，这十四条主要的经脉即手太阴肺经、手阳明大肠经、足阳明胃经、足太阴脾经、手少阴心经、手太阳小肠经、足太阳膀胱经、足少阴肾经、手厥阴心包经、手少阳三焦经、足少阳胆经、足厥阴肝经，以及起到联系十二经脉作用的督脉、任脉。

想要通过推拿刺激穴位，首先要找准穴位。常用的取穴方法有以下几种。

体表标志取穴法

体表标志取穴法是以人体解剖学的各种体表标志为依据来确定腧穴位置的方法，又称自然标志定位法。体表标志可分为以下两种。

1. **固定的标志**：指人体固有的解剖标志，如各部位由骨节、肌肉所形成的突起、凹陷及五官轮廓、发际、指（趾）甲、乳头、肚脐等，是在自然姿势下可见的标志，可以借助这些标志确定腧穴的位置。例如，以腓骨小头为标志，在其前下方凹陷中定阳陵泉；以足内踝尖为标志，在其上3寸，胫骨内侧缘后方定三阴交；以眉头定攒竹；以脐为标志，脐中即神阙，其旁开2寸定天枢等。

2. **活动的标志**：指各部的关节、肌肉、肌腱、皮肤随着活动而出现的空隙、凹陷、皱纹、尖端等，是在活动姿势下才会出现的标志，据此亦可确定腧穴的位置。例如，在耳屏与下颌关节之间，微张口呈凹陷处取听宫；下颌角前上方约1横指，当咬肌隆起、按之凹陷处取颊车等。

手指同身寸取穴法

手指同身寸取穴法也叫"手指比量法"，即用推拿对象本人的手指为测量工具来量取穴位，分为以下三种。

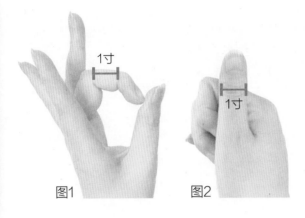

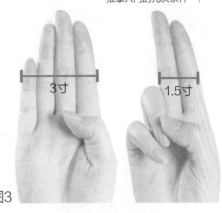

图1　　　　图2　　　　图3

1. 中指同身寸法

以中指中节屈曲时内侧两端纹头之间的宽度作为1寸，可用于四肢部取穴和背部取穴。（见图1）

2. 拇指同身寸法

以拇指指间关节的横向宽度作为1寸，适用于四肢取穴。（见图2）

3. 横指同身寸法

将食指、中指、无名指、小指并拢，以中指中节横纹处为准，画一条水平线，横向宽度为3寸；食指和中指并拢，中节的横纹之间的宽度为1.5寸，适用于头、躯干、四肢取穴。（见图3）

简易取穴法

简易取穴法是一种简便快速的取穴方法，用于某些特定穴位的选取。例如，直立，在大腿外侧部，双手自然下垂中指指端取风市；两耳尖直上连线中点取百会；手握半拳，中指指尖切压在掌心的第2横纹上取劳宫。

骨度分寸定位法

骨度分寸定位法是利用人体的骨节作为标志，将两骨节之间的长度折量为一定的分寸，用作确定穴位位置的方法。不论男女、老少、高矮、胖瘦，均可按一定的骨度分寸在其自身上测量。现时采用的骨度分寸是以《灵枢·骨度》所规定的人体各部的分寸为基础，结合历代医家的折量分寸而确定的。

🔖 小提示

　　手指的大小、宽度，由于年龄、体格、性别的不同而有很大的区别。因此，应用手指同身寸取穴法时，应以推拿对象本人的手指定位取穴，以缩小位置的偏差。上述三种"寸"的定义一致，使用手指同身寸法定位取穴的时候，根据习惯或方便程度取用其中一种即可。

人体头面部常用穴位

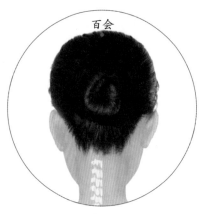

百会穴	息风醒脑，升阳固脱
快速取穴	将耳郭折叠向前，找到耳尖。经过耳尖做一连线，与头正中线的交点处
主治病症	头痛、头重脚轻、痔疮、高血压、低血压、宿醉、目眩、失眠、焦躁等
所属经脉	督脉

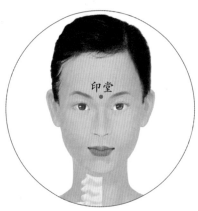

印堂穴	清脑明目，通鼻开窍
快速取穴	在两眉头连线与头正中线交接处
主治病症	头痛、前额痛、失眠、高血压、鼻塞、流鼻水、目眩、眼部疾病等
所属经脉	督脉

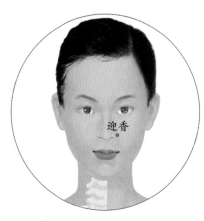

迎香穴	缓解鼻腔各种不适
快速取穴	鼻翼外缘中点旁，当鼻唇沟中
主治病症	鼻炎、鼻窦炎致鼻塞、流鼻水，牙痛，感冒等
所属经脉	手阳明大肠经

听宫穴	保护耳朵及听力
快速取穴	耳屏正中的前方，耳屏与下颌关节之间，张口时的凹陷处
主治病症	耳鸣、耳聋、牙痛、癫痫、三叉神经痛、头痛、目眩头昏
所属经脉	手太阳小肠经

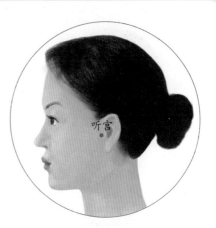

风池穴	疏风解表
快速取穴	颈部耳后发际下的凹窝内，相当于耳垂平齐的位置
主治病症	头痛、眩晕、颈项强痛、目赤痛、鼻出血、耳聋、中风、口眼歪斜、疟疾、感冒、落枕
所属经脉	足少阳胆经

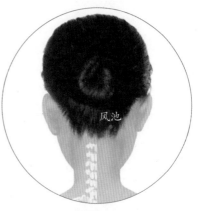

攒竹穴	疏风清热，通络明目
快速取穴	眉毛内侧边缘凹陷处
主治病症	眉棱骨痛、目视不明、目赤肿痛、呃逆、腰痛、膈肌痉挛
所属经脉	足太阳膀胱经

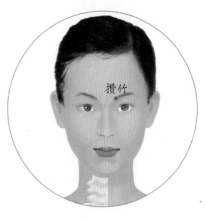

人体胸腹部常用穴位

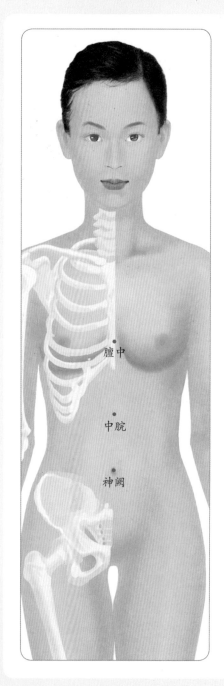

膻中

中脘

神阙

膻中穴	宽胸理气，止咳平喘
快速取穴	位于胸部两乳头连线的中点，平第4肋间处
主治病症	胸部疼痛、腹部疼痛、心悸、呼吸困难、咳嗽、过胖、过瘦、呃逆、乳腺炎、缺乳症、咳喘病等
所属经脉	任脉

中脘穴	治疗消化系统疾病
快速取穴	位于人体上腹部，前正中线上，脐中上4寸
主治病症	腹胀、腹泻、腹痛、腹鸣、吞酸、呕吐、便秘、黄疸、食欲不振、目眩、耳鸣、痤疮、精力不济、神经衰弱等
所属经脉	任脉

神阙穴	调理脾胃，理肠止泻
快速取穴	位于脐窝正中
主治病症	腹中虚冷、腹痛腹泻、肠鸣、小儿厌食、老人滑肠失禁、脱肛、关节炎、肩周炎、坐骨神经痛、前列腺肥大、荨麻疹、过敏性鼻炎、子宫脱垂、不孕症等
所属经脉	任脉

巨阙穴	理气安神，宽胸止痛
快速取穴	腹部前正中线上，肚脐中点上6寸处
主治病症	胃肠疾病、胸痛、心痛、心烦、健忘、胸满气短、呕吐、呃逆、黄疸等
所属经脉	任脉

天枢穴	健脾理气，和胃利肠
快速取穴	在腹部，脐中左右各旁开2寸
主治病症	腹泻、便秘、腹痛、月经不调等
所属经脉	足阳明胃经

关元穴	培肾固本，补气回阳
快速取穴	从肚脐正中央向下3寸处
主治病症	腹痛、痛经、遗尿、遗精等
所属经脉	任脉

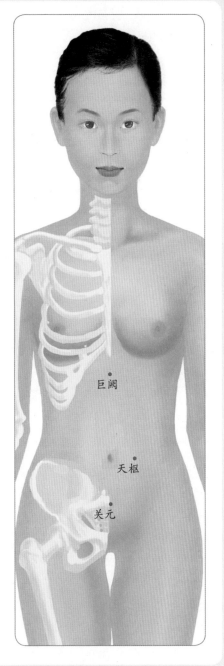

巨阙

天枢

关元

人体背部常用穴位

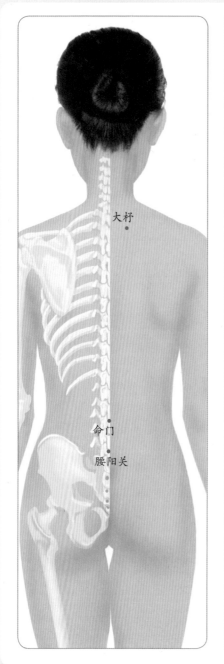

大杼穴	祛风解表，舒筋活络
快速取穴	正坐低头或俯卧位，在第1胸椎棘突下，左右各旁开1.5寸处
主治病症	咳嗽、发热、肩背痛等
所属经脉	足太阳膀胱经
命门穴	强肾固本，温肾壮阳
快速取穴	在后正中线上，两边侧腹部明显突起的骨性标志与腰椎的相交处向上数2个椎体，其棘突下的凹陷处
主治病症	腰痛、肾病、夜间啼哭、精力减退、疲劳感、痤疮、脱发等
所属经脉	督脉
腰阳关穴	驱寒除湿，舒经活络
快速取穴	取俯卧位，在后正中线上，在第4腰椎棘突下方的凹陷中
主治病症	腰骶疼痛、下肢痿痹、月经不调、遗精、阳痿、坐骨神经痛等
所属经脉	督脉

大椎穴	缓解颈肩疼痛
快速取穴	低头时，用右手摸到脖子后方最高的一块骨头，就是第7颈椎，该高骨下方的凹陷处
主治病症	幼儿体质虚弱、哮喘、颈酸痛、肩部酸痛、手臂疼痛、手臂麻痹、中暑、黄疸等
所属经脉	督脉

肺俞穴	治疗呼吸道疾病
快速取穴	低头，找到第7颈椎（低头颈后最高的骨头），往下数3个突起的棘突，其下左右各旁开1.5寸处
主治病症	咳嗽、肺炎、支气管炎、哮喘、咳血、盗汗、背部冷痛等
所属经脉	足太阳膀胱经

心俞穴	宽心理气，通络安神
快速取穴	找到第7颈椎，往下数5个突起的棘突，其下左右各旁开1.5寸处
主治病症	冠心病、心绞痛、风湿性心脏病、心律失常、失眠、神经衰弱、惊悸、咳嗽、吐血、健忘、盗汗、梦遗、癫痫等
所属经脉	足太阳膀胱经

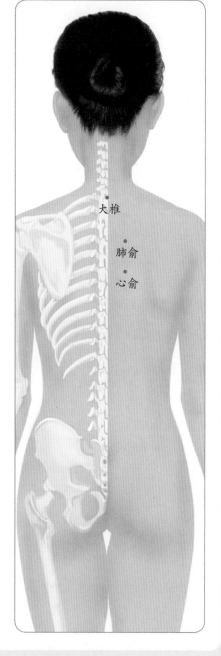

大椎
肺俞
心俞

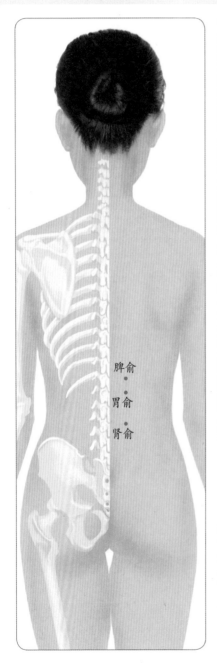

脾俞

胃俞

肾俞

脾俞穴	健脾和胃，利湿升清
快速取穴	背部中央稍下方第11胸椎棘突（两侧肩胛骨下缘的连线与脊柱相交处为第7胸椎，向下数4个棘突），其下左右各旁开1.5寸处
主治病症	黄疸、呕吐、泄泻、痢疾、腹胀、月经不调等
所属经脉	足太阳膀胱经

胃俞穴	调理肠胃
快速取穴	背部第12胸椎棘突，其下左右各旁开1.5寸处
主治病症	胃痛、反胃、腹胀、肠鸣、呕吐、腹痛等
所属经脉	足太阳膀胱经

肾俞穴	补肾强腰，聪耳明目
快速取穴	腰部第2腰椎棘突，其下左右各旁开1.5寸处
主治病症	遗尿、遗精、耳鸣、腰痛、虚火过旺等
所属经脉	足太阳膀胱经

人体上肢常用穴位

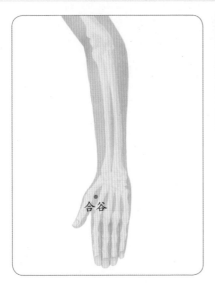

合谷穴	镇静止痛，通经活络
快速取穴	一手拇指弯曲，另一手虎口分开，弯曲的拇指指间关节横纹卡在另一只手张开的虎口缘处，自然落下，拇指尖处
主治病症	牙痛、牙龈肿痛、痤疮、赘疣、三叉神经痛、眼睛疲劳、喉咙疼痛、耳鸣、面神经麻痹、口眼歪斜、打嗝等
所属经脉	手阳明大肠经

内关穴	宁心安神，理气镇痛
快速取穴	一手握拳，腕掌侧突出的两筋之间距腕横纹3指宽的位置
主治病症	心痛、胸闷气急、胃痛、失眠、手臂疼痛、眼睛充血、恶心欲吐、胸肋痛、上腹痛、心绞痛、腹泻、精神异常等
所属经脉	手厥阴心包经

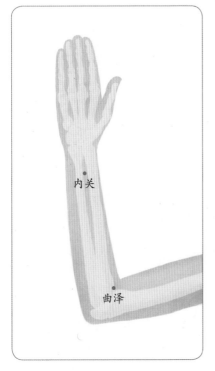

曲泽穴	清暑泄热，和胃降逆
快速取穴	微屈肘关节，肘横纹上，大筋（肱二头肌腱）内侧（尺侧缘）凹陷处，能感觉到动脉搏动处
主治病症	心绞痛、风湿性心脏病、心肌炎、胃疼呕吐、烦躁、肘臂痛、上肢颤动、咳嗽等
所属经脉	手厥阴心包经

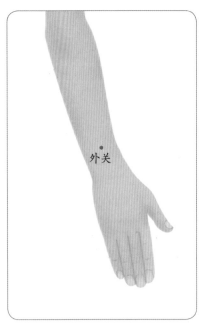

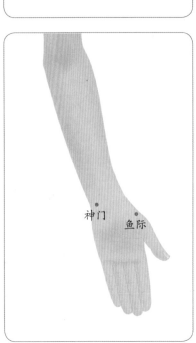

外关穴	清热解表，通经活络
快速取穴	在前臂背侧，手腕横纹向上3指宽处，与腕掌面内关穴相对
主治病症	感冒、风湿、偏头痛、落枕、肋间神经痛等
所属经脉	手少阳三焦经

神门穴	补益心气
快速取穴	腕掌面靠近小指的一侧有一条突出的筋，其与腕横纹相交的凹陷处
主治病症	心烦、心悸、健忘、失眠、食欲不振等
所属经脉	手少阴心经

鱼际穴	泻热开窍，利咽镇痉
快速取穴	在手外侧，第1掌骨桡侧中点赤白肉际处
主治病症	支气管哮喘、急性扁桃体炎、咳嗽、咳血、头痛、胸痛、小儿疳积等
所属经脉	手太阴肺经

人体下肢常用穴位

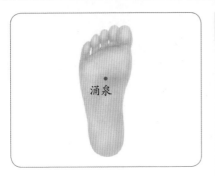

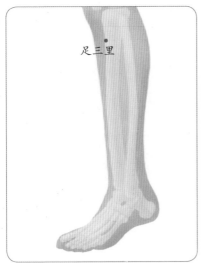

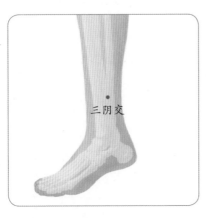

涌泉穴	开窍醒神，宁心安神
快速取穴	足底（不包括脚趾）前1/3与后2/3交界处，屈足蜷趾时足心最凹陷处
主治病症	神经衰弱、精力减退、倦怠感、妇科病、失眠、高血压、晕眩、焦躁、糖尿病、过敏性鼻炎、更年期综合征等
所属经脉	足少阴肾经

足三里穴	健脾和胃，通经活络
快速取穴	在小腿前外侧，外膝眼下3寸，距胫骨前缘1横指（中指）处
主治病症	消化系统疾病、头痛、牙痛、神经痛、鼻部疾病、呼吸器官疾病、胃下垂、食欲不振、腹泻、腹部胀满、呕吐等
所属经脉	足阳明胃经

三阴交穴	健脾胃，益肝肾，调经带
快速取穴	在小腿内侧找到足内踝尖（内侧踝关节隆起最高点），其上3寸（约4指），胫骨内侧缘后方
主治病症	腹痛腹胀、月经不调、崩漏带下、阴道炎、不孕不育、肝炎、肾炎、泌尿系统感染、失眠、神经衰弱、荨麻疹、神经性皮炎
所属经脉	足太阴脾经

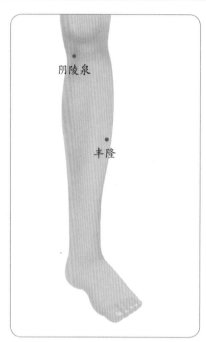

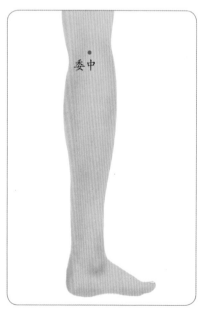

阴陵泉穴	健脾渗湿，益肾固精
快速取穴	小腿内侧，从膝关节往下摸，至胫骨内侧髁下方与胫骨内侧缘之间的凹陷处
主治病症	腹胀、腹泻、水肿、黄疸、喘逆、小便不利或失禁、阴部痛、遗精、膝痛等
所属经脉	足太阴脾经

丰隆穴	通调心脉，活血化瘀
快速取穴	外踝尖上8寸，外膝眼和外踝尖连线的中点旁，胫骨前缘外侧1.5寸
主治病症	头痛、眩晕、咳嗽痰多、癫狂、下肢痿痹、耳源性眩晕、高血压、神经衰弱、精神分裂症、支气管炎、腓肠肌痉挛、肥胖症等
所属经脉	足阳明胃经

委中穴	散瘀活血，清热解毒
快速取穴	膝盖后面凹陷中央，腘横纹的中点
主治病症	腰肌劳损、腰背痛、腹痛、小便不利等
所属经脉	足太阳膀胱经

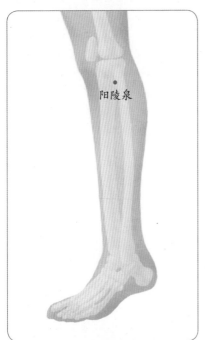

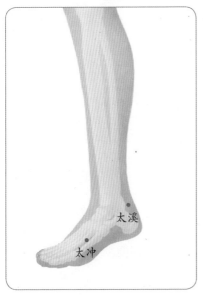

阳陵泉穴	疏肝利胆，强健腰膝
快速取穴	小腿外侧，腓骨头前下方凹陷中。用右手手掌轻握左膝盖前下方，拇指外其余4指向内，大拇指指腹所在的膝关节外侧一个小的突起前下方凹陷处
主治病症	痉挛肿痛、坐骨神经痛、半身不遂、下肢痿痹等
所属经脉	足少阳胆经

太溪穴	补肾益阴，清退虚热，壮补元阳
快速取穴	足内踝尖和跟腱（脚后跟往上，足踝后部粗大的肌腱）之间的凹陷中
主治病症	喉痛、齿痛、不寐、遗精、阳痿等
所属经脉	足少阴肾经

太冲穴	疏肝利胆，息风宁神
快速取穴	在足背部，从第1、第2趾间沿第1跖骨内侧向小腿方向触摸，摸到第1个凹陷处
主治病症	头痛、眩晕、目赤肿痛、口眼歪斜、胁痛、腹胀、呃逆、行路困难、月经不调、疝气、遗尿、癫痫、小儿惊风等
所属经脉	足厥阴肝经

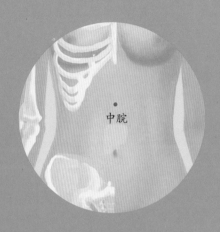

中脘

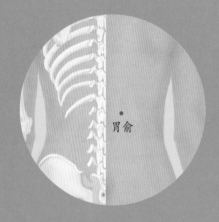

胃俞

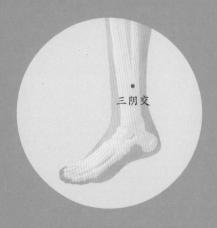

三阴交

第2章

推拿基础知识

——成为推拿高手的基本功

推拿疗法很神奇，只要揉揉按按就能起到祛病养生的功效。但在推拿前，要先掌握一些推拿的基础知识，以便于能够运用正确的方法推拿。本章从推拿对人体的益处、常用推拿手法、常用的推拿工具、推拿宜忌等方面介绍，只要掌握了这些基础知识，就能自己在家推拿，保健养生。

居家推拿的简介、功效及特点

推拿是什么

推拿是通过推、拿、按、摩、揉、捏、点、拍等手法，作用于穴位、经络，直接或间接地刺激肌肉、骨骼、关节、韧带、神经、血管，产生局部或全身性的反应，这种变化可以使人体内部的各种生理功能逐渐趋于正常，增加人体的抵抗力，达到"有病治病，无病健身"的目的。

推拿对人体的益处

推拿对呼吸系统的作用：通过对穴位、经络、神经等的刺激及传导作用，影响肺的功能。如推拿肺俞、膈俞及相关穴位，能够调整胸膈、肺的状态，从而产生镇咳、平喘、化痰作用，可加深呼吸，增加氧气的吸入和二氧化碳的排出，恢复肺的弹性。同时使呼吸肌发达，增加肺活量，使肺保持良好状态。

推拿对消化系统的好处：推拿的刺激使胃肠道平滑肌的张力、弹力、收缩力增加，从而加速胃肠蠕动，同时通过交感神经的作用，使支配内脏器官的神经兴奋，促进胃肠消化液的分泌。

对免疫系统的好处：推拿可提高人体的免疫力，使白细胞的数量增加，并能增强白细胞的噬菌能力。

对神经系统的好处：局部推拿可使周围神经兴奋性提高，加强反射传导作用，从而调节内脏的活动，如刺激第5胸椎处，可使贲门括约肌松弛。

对血液系统的好处：能清除血液中的有害物质，还可降低胆固醇、血脂。

对运动系统的好处：推拿可使肌肉纤维被动活动，使被牵拉的肌肉放松，消除疲劳，提高肌肉的运动能力。

对皮肤的好处：推拿首先与皮肤接触，使皮下毛细血管扩张、充血、温度增高，使腺体分泌增加，故使皮肤润泽而有弹性，可美容养颜，并且有减少皮下脂肪堆积的功效，可作为减肥手段之一。

对疼痛的好处：推拿使细胞膜的稳定性增强，使疼痛症状缓解或消失。

对淋巴循环的好处：改善淋巴循环，加速水肿及渗出物等病理产物的代谢，有利于肿胀、渗出物的消除。

居家推拿的注意事项

给他人推拿的注意事项

1.推拿前要修剪指甲，用温水洗手，将指环等有碍操作的物品摘掉。

2.要耐心地向推拿对象说明推拿流程，态度要温和。

3.调整好推拿对象的坐卧姿势，既要使其舒适又要便于操作。

4.推拿手法要轻重合适，并随时观察推拿对象的表情，使推拿对象有舒服感。

5.每次推拿时间以20～30分钟为宜。

6.在推拿对象情绪波动较大的情况下，如大怒、大喜、大恐、大悲等情绪时，不宜推拿。

7.推拿对象饭后不要立即接受推拿治疗，最好在饭后2小时左右推拿。

8.推拿时要注意保暖，以防着凉。

自我推拿的注意事项

1.清洁双手，修剪指甲。摘掉指环等。

2.根据自己的实际情况和需要，选用适宜的推拿方法，并按规定的手法、经络、穴位依次进行。

3.推拿手法上应先轻后重、由浅入深，循序渐进，切勿用力过大，以免擦伤皮肤。

4.在推拿时宽衣松带，放松肌肉，自然呼吸。

5.在空气流通、温度适宜的室内进行推拿，每日可做1～2次，每次20～30分钟。

6.女性怀孕期间，不宜推拿肩井、合谷、三阴交、昆仑等穴位，以及小腹、腰骶部，以防早产、流产等不良反应发生。

7.患有严重的心、肝、肾等疾病者若要推拿，须遵医嘱。

8.患有传染性疾病者，如肝炎、肺结核、流感、流脑、性病等，不宜推拿。

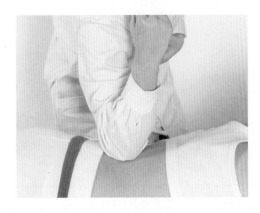

居家推拿常用基本手法

推法 通经利窍

手法：用拇指、手掌、拳面及肘尖紧贴治疗部位，运用适当的压力，进行单方向的直线移动。

平推法：用指、掌、拳面沿经络循行或沿肌肉纤维走向直线推动，着力要均匀，速度宜缓慢。

直推法：用手指、掌或鱼际部位紧贴皮肤，用力着实，推进速度和力度要均匀、持续，动作要协调，与皮肤垂直，做单方向直线推法。

要领：肩及上肢放松，操作向下的压力要适中、均匀，用力深沉平稳，呈直线移动，推进的速度宜缓慢均匀。

功效：行气活血，温经通络。

拿法 舒筋活络

手法：用拇指与食指、中指，或用拇指与其余四指的螺纹面着力，做对称性相对用力，在一定的穴位或部位上进行一紧一松的捏提动作。

三指拿法：以拇指、食指、中指为着力部位。适用于手指、足趾等较小的部位。

五指拿法：用拇指与其余四指指面为着力部位，相向对称用力挤压，捏而提起，反复操作。

要领：腕关节要放松，巧妙运用指力，手指动作要协调柔和灵活。力量要由轻到重。不可用指端去扣或掐。

功效：舒筋活络，解表发汗，镇静止痛，开窍提神。

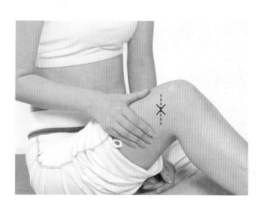

摩法 疏肝理气,调节肠胃

手法:用手掌或指腹轻放于体表治疗部位,做环形的、有节律的摩动。

指摩法:手指并拢,指掌部自然伸直,腕微屈曲,以食指、中指、无名指及小指的中节和末节指腹贴附于施术部位的皮肤上,做环旋摩动。

掌摩法:手掌自然伸直,腕关节放松,贴附于施术部位,以掌心和掌根为着力点,在腕及前臂带动下,持续、连贯、有节奏地环转摩动。此法常用于腰背部及胸腹部。

要领:腕关节放松,指掌关节自然伸直,着力部位紧贴体表,前臂连同腕部做缓和协调的环旋抚摩活动,顺时针或逆时针方向均匀环旋操作。

功效:益气和中,消积导滞,疏肝理气,调节肠胃,活血散瘀,消肿止痛。

按法 一般用于胸胁病痛

手法:用手指、掌根等部位按压体表一定的部位或穴位,向下逐渐用力,并持续几秒钟至半分钟。

指按法:以拇指指腹或食指、中指、无名指指腹,按压体表。此方法常用于穴位。

指腹重叠按压法:用一手拇指重叠于另一手拇指上按压。此方法常用于穴位。

指端按法:以指端按压。此方法常用于穴位。

屈指按法:食指屈曲,以指背按压。此方法常用于穴位。

掌按法:以掌根、全掌或鱼际部位进行按压。此方法常用于背、腹等较大部位。

要领:垂直按压,固定不移,用力由轻到重,稳而持续。指按法结束时不宜突然放松,应逐渐递减按压的力量。

功效:安心宁神,镇静止痛,温中散寒,矫正畸形。

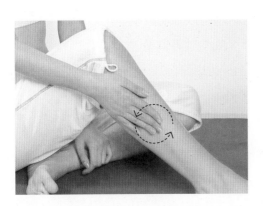

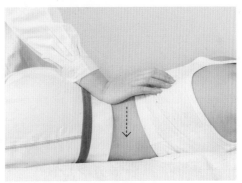

常用的推拿工具

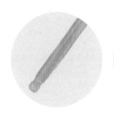

木槌、推拿棒、击打棒
用木槌、推拿棒、击打棒凸出的一端进行击打推拿。

足底推拿器
脚踩在推拿器上面，利用其凸起的部分推拿脚底。

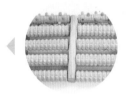

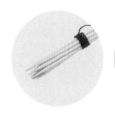

牙签
使用牙签不带尖的一端，按压指尖、耳朵等窄小部位上的穴位。

圆珠笔、铅笔、钥匙
在脚掌、手掌、胳膊这些面积较小的部位施加较强的力时，用圆珠笔或铅笔代替手指会更方便；以钥匙头压住穴位，刺激性较强。

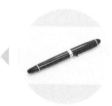

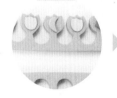

夹趾器、推拿环
夹趾器的使用方法：用脚趾夹住推拿器进行穴位推拿。推拿环的用法：将脚伸入环内，上下移动，刺激小腿部穴位。

核桃、小球
核桃和小球都可以用作推拿道具。可将核桃和小球放在脚底，脚稍用力使其滚动，刺激脚底的穴位，促进血液循环。

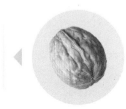

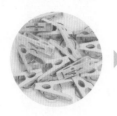

夹子

用夹子夹住疼痛穴位，能达到同捏法一样的推拿效果，而且十分便捷。

滚摩器

用滚轮推拿器进行推法、揉法、击打法推拿，可消除肿胀，操作方便。

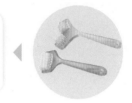

牙刷、软毛刷、浴刷

利用牙刷、软毛刷、浴刷沿经络的循行路线进行刷擦，可以代替摩法或擦法，不仅省力而且效果更佳。但要注意力度，不可将皮肤擦破。

梳子

用梳子梳头或手心，可以较好地刺激这两个部位的穴位；梳背和梳柄则可以用来拍打或推拿背部、颈部等部位，起到促进血液循环的作用。

米粒、菜籽、王不留行子

在1平方厘米的药用胶布中央放一粒小米，或菜籽，或王不留行子，在指压或推拿后贴在穴位上，有保持推拿效果的作用。

戒指、套环

用戒指、套环坚硬突起的部分按压颈周、手腕、脚腕及手指周围的穴位，有舒筋活络的作用。

热水袋

将装满热水的热水袋用毛巾包住，放在疼痛部位，可有效促进血液循环，缓解疼痛，尤其适用于经期腹痛。

鹅卵石

可将鹅卵石踩在脚底，来回搓动，推拿足底。

木棍

将木棍一端用布包裹住，用以击打穴位，可以缓解疲劳、疏通经络。

常用的推拿介质

推拿介质是指在推拿过程中，为了减少对皮肤的摩擦损害，或者为了借助某些药物的辅助作用，而在推拿部位的皮肤上涂抹的液体、膏剂或粉末。

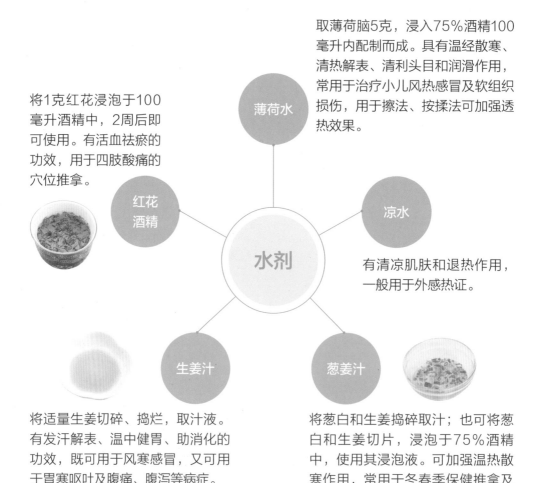

取薄荷脑5克，浸入75%酒精100毫升内配制而成。具有温经散寒、清热解表、清利头目和润滑作用，常用于治疗小儿风热感冒及软组织损伤，用于擦法、按揉法可加强透热效果。

将1克红花浸泡于100毫升酒精中，2周后即可使用。有活血祛瘀的功效，用于四肢酸痛的穴位推拿。

红花酒精

薄荷水

水剂

凉水

有清凉肌肤和退热作用，一般用于外感热证。

生姜汁

葱姜汁

将适量生姜切碎、捣烂，取汁液。有发汗解表、温中健胃、助消化的功效，既可用于风寒感冒，又可用于胃寒呕吐及腹痛、腹泻等病症。

将葱白和生姜捣碎取汁；也可将葱白和生姜切片，浸泡于75%酒精中，使用其浸泡液。可加强温热散寒作用，常用于冬春季保健推拿及小儿虚寒证。

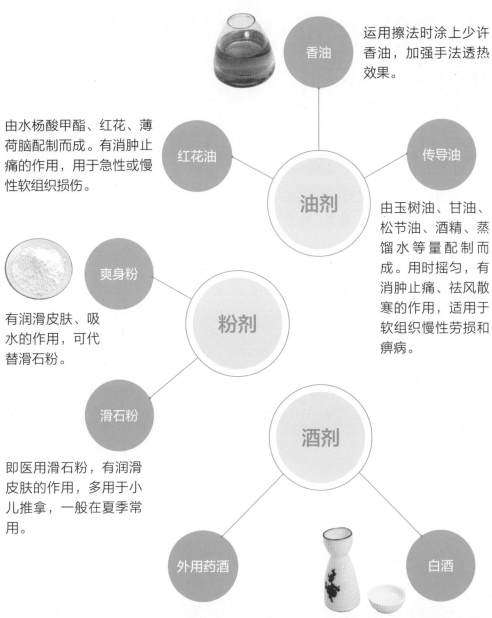

运用擦法时涂上少许香油，加强手法透热效果。

香油

红花油

由水杨酸甲酯、红花、薄荷脑配制而成。有消肿止痛的作用，用于急性或慢性软组织损伤。

油剂

传导油

由玉树油、甘油、松节油、酒精、蒸馏水等量配制而成。用时摇匀，有消肿止痛、祛风散寒的作用，适用于软组织慢性劳损和痹病。

爽身粉

粉剂

有润滑皮肤、吸水的作用，可代替滑石粉。

滑石粉

即医用滑石粉，有润滑皮肤的作用，多用于小儿推拿，一般在夏季常用。

酒剂

外用药酒

白酒

将归尾30克、乳香20克、没药20克、血竭10克、马钱子20克、广木香10克、生地10克、桂枝30克、川草乌20克、冰片1克浸泡于1500毫升高浓度白酒中，2周后即可使用。此药酒有行气活血、化瘀通络的功效，适用于各种慢性软组织损伤、骨和软骨退行性病症。

有活血祛风、散寒除湿、通经活络的作用，对发热病人还有降温作用，一般用于急性扭挫伤，适用于成人推拿。

推拿的时间掌控及推拿后的反应应对

推拿的时间掌控

推拿时间以20～30分钟为宜。若是敏感性皮肤，可缩短至10～15分钟，因为推拿时间过长会使皮肤表层温度提高，血液循环加速，使敏感程度加剧。刚清洁过的暗疮性皮肤，尤其要缩短推拿时间，否则可能导致皮肤炎症的扩散。

推拿中的反应应对

在推拿过程中，身体会有各种反应，须针对身体反应选择正确的操作方法，使推拿效果更佳。

酸	气血不足。可通过推拿将新鲜气血引过来。
麻	气至血不至。可以循经络向上找到敏感点推拿。
胀	气有余而血不足。可多推拿此处，揉散即可。
痛	有瘀血阻塞。可用刮痧、推拿等方式消除浅层瘀血。
痒	气血在冲击此处的脏污。可推拿此处。
木	气血均未至。需要通过推拿将新鲜气血引过来。
酸痛	因血少，进而流动缓慢，然后产生瘀滞，不通则痛。推拿即可。
僵硬疼痛	肢体受到酸痛侵袭后，没有及时进行调治，使血液在此处形成瘀血，变得僵硬疼痛。落枕、颈椎病、肩周炎、关节炎等都属此类型，可通过推拿来调理。

推拿的禁忌证

当身体处于某些特殊状态时，切勿进行推拿，以免对人体造成伤害。以下几种情况不宜进行推拿。

1.各种急性传染病患者不能推拿，以防疾病传染和延误治疗。

2.有急性炎症（如丹毒、疖疮、脓肿、骨髓炎、蜂窝组织炎、白喉等）、各种化脓性感染及结核性关节炎患者不能推拿，以免炎症扩散、蔓延。

3.有各种大面积皮肤病、皮肤溃疡、烧伤、烫伤的患者不能推拿，以免创面感染。如果患者只是某些部位有一般皮肤病而且没有传染性，则可选择皮肤完好无损的部位进行推拿。

4.各种容易引起出血性疾病（如血小板减少、白血病等）的患者不能推拿，以免引起或加重出血。

5.各种原发性或继发性恶性肿瘤患者不宜推拿。

6.急性风湿性脊椎炎患者，不能推拿；危重患者、恶性贫血患者，也不能推拿。

7.骨关节、骨质疾病或急性软组织损伤导致的局部组织肿胀者，如关节肿痛、关节脱位、骨折患者，不能推拿。但是关节复位后留有后遗症者可以推拿。

8.各种急症患者（如急性阑尾炎、胃肠道急性穿孔等）不能推拿，应及时就医。

9.妇女月经期、妊娠期，不宜对腹部进行推拿，以免增加经血量或引起流产、早产。

10.有严重心、肝、脾、肺、肾功能不全的患者，不可进行推拿。

11.年老体弱者、久病极度消瘦者、过度饥饿者应慎用推拿。

12.饭前、饭后半小时内不宜推拿。

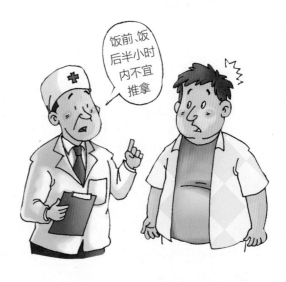

饭前、饭后半小时内不宜推拿

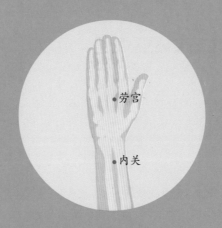

· 劳宫

· 内关

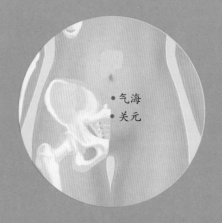

· 气海
· 关元

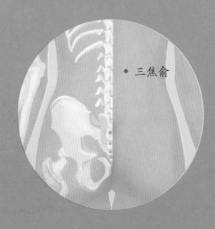

· 三焦俞

第 3 章

防病养生长寿

——居家推拿自我保健

养生重在养心。养好了心神，调好了脾胃，就会百病不侵、益寿延年。保持身心健康，不单依靠药补和食补，推拿也是好方法，而且操作简单，老少皆宜。

滋养心神

心是五脏之首，是人体的君主。五脏六腑都在心的统一领导下进行分工，互相协调。心的功能正常，则神明通达，其他脏腑也能各安其职，保持身体健康；相反，如果心脏功能不正常，神明无以自主，其他脏腑的活动也发生紊乱，就可能产生疾病。因此，养生贵在养心。

推拿调理处方
- 按揉内关穴
- 按揉劳宫穴
- 按压极泉穴

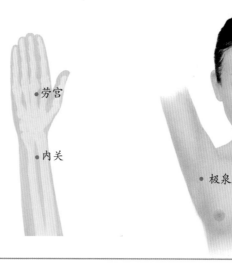

按揉内关穴

取穴窍门：一手握拳，腕掌侧突出的两筋之间距腕横纹3指宽的位置即内关穴。

取穴原理：定惊止悸、养心安神。具有增强心脏功能的作用。

推拿方法：用一只手的拇指，稍用力向下点压对侧手臂的内关穴后，保持压力不变，继而旋转揉动，以产生酸胀感为度。

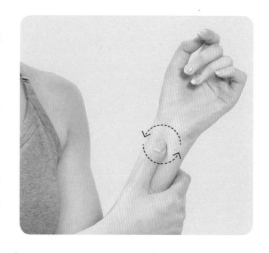

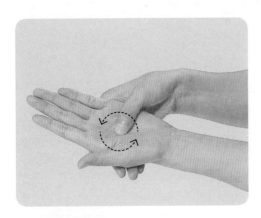
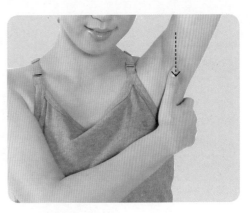

◗ 按揉劳宫穴

取穴窍门：在掌区，横平第3掌指关节近端，第2、第3掌骨之间，偏于第3掌骨。手握半拳，中指指尖切压在掌心第2横纹上的位置。

取穴原理：可清心泻火、宽胸利气，有收摄心神的作用。

推拿方法：用大拇指指腹按揉劳宫穴，每次2分钟为宜。

◗ 按压极泉穴

取穴窍门：腋窝正中顶点，腋动脉搏动处。

取穴原理：宽胸理气、疏经活络。可有效缓解心绞痛、心悸、心动过速等症。

推拿方法：用拇指指腹按压极泉穴，每次1分钟为宜。

注意事项

1. 适当多吃养心安神的食物，如百合、莲子、茯苓、大枣等；少吃盐，每天以6克为宜。
2. 适量的运动可以降低血脂，使血压正常，减轻心脏负担。锻炼的方式以静为主，以动为辅，动静结合。

◆ 精选小偏方

小米芸豆粥

将小米50克淘洗干净，将芸豆20克洗净并用清水浸泡1小时，将芸豆和小米一同放入锅中煮成粥食用。有增强小肠功能、养心安神的功效。

清肝明目

《黄帝内经》指出："肝者，将军之官，谋虑出焉。"也就是说，肝是人体主谋虑的大将军。肝主疏泄。如果肝气疏泄不利，条达失宜，气机失调，则气血紊乱，或滞而不爽，或亢而为害。中医还认为，肝开窍于目，肝藏血，目得血而能视。可见，肝与我们的眼睛关系密切，我们可以通过养肝来明目。

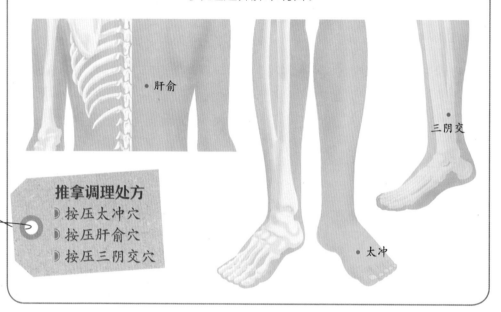

· 肝俞

三阴交

· 太冲

推拿调理处方

▷ 按压太冲穴
▷ 按压肝俞穴
▷ 按压三阴交穴

▷ 按压太冲穴

取穴窍门：在足背部，从第1、第2趾间沿第1跖骨内侧向小腿方向触摸，摸到第1凹陷处即太冲穴。

取穴原理：有调动肝经元气、疏肝理气的作用，可使眼睛明亮。

推拿方法：用拇指或食指指腹按压太冲穴1～3分钟，以有酸胀感为度。

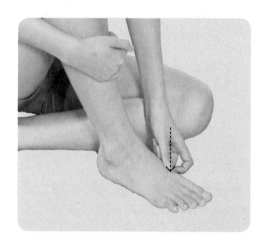

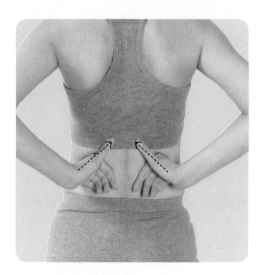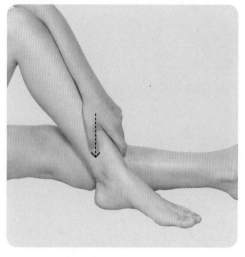

◗ 按压肝俞穴

取穴窍门：两侧肩胛骨下缘的连线与脊柱相交处为第7胸椎，往下数2个突起的骨性标志（即棘突），其下左右各旁开1.5寸处即肝俞穴。

取穴原理：补肾养肝，益气活血。有助于从根本上保护和增强视力。

推拿方法：用拇指指腹按压肝俞穴5秒钟后放松，重复5次。

◗ 按压三阴交穴

取穴窍门：小腿内侧，当内踝尖上3寸，胫骨内侧缘后方。

取穴原理：能调节肝、脾、肾三脏，使气血流通、经气畅行。

推拿方法：一手拇指按在三阴交穴上，用力按压1分钟。

● 注意事项

1. 动物肝脏是食补养肝的佳品，能起到补肝养肝的作用。
2. 想养肝血，可以吃枸杞、当归、阿胶等有助于养肝血的滋补药物。
3. 饮食以清淡的、富含蛋白质和维生素的食物为主；少吃生冷及不易消化的食物。
4. 平时要保持快乐的心情，多进行户外活动、唱歌、听音乐，以放松心情。
5. 养肝还要避免过度劳累，平常要做到劳逸结合。

健脾益胃

脾和胃都是消化器官，中医认为，脾胃同为"气血生化之源"，是"后天之本"。脾胃虚弱可导致对食物受纳、消化、吸收、转化利用的能力下降，造成人体营养不良、贫血、体虚、免疫力下降等，从而引发各种炎症和疾病，因此健脾胃是强身健体、防治疾病的养生基础。

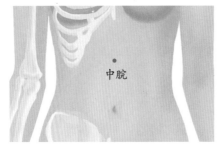
中脘

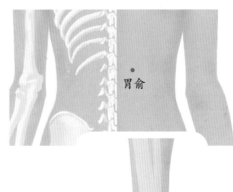
胃俞

三阴交

推拿调理处方
◗ 按压中脘穴
◗ 按压胃俞穴
◗ 按压三阴交穴

◗ 按压中脘穴

取穴窍门：腹部前正中线上，从肚脐中央向上量4寸即中脘穴。

取穴原理：对消化系统的胃肠功能紊乱等病症有较好的作用。

推拿方法：用拇指指腹点按中脘穴，用力均匀，有一定力度，若感到指下有胃蠕动感或听到肠鸣更佳。

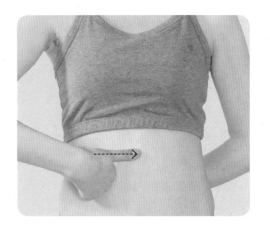

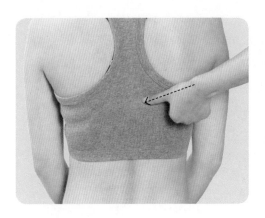 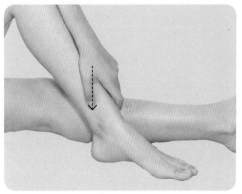

◗ 按压胃俞穴

取穴窍门：背部中央稍下方，第12胸椎棘突下左右各旁开1.5寸处。

取穴原理：具有使背部放松及调节胃肠功能的效果。

推拿方法：取卧位，双手拇指同时用力按压或揉压左右两侧穴位。

◗ 按压三阴交穴

取穴窍门：小腿内侧，当内踝尖上3寸，胫骨内侧缘后方。

取穴原理：可增强脾脏的功能，排除人体的水湿浊毒。

推拿方法：一手拇指按在三阴交穴上，用力按压1分钟。

注意事项

1. 不要熬夜，保持心情愉快。
2. 天凉的时候睡觉盖好被子，特别注意胃部的保暖。
3. 慎用激素、阿司匹林、保泰松等对胃有刺激的药物，以及苦参、黄连等过于苦寒的药物。

◎ 精选小偏方

山药粳米大枣粥

山药50克、大枣6枚、粳米100克，加入适量清水，熬煮成粥服用。可健脾和胃，加强脾胃运化功能。

强肾健体

肾是人的先天之本，是生命的根本。中医认为，肾藏先天之精，为脏腑阴阳之本、生命之源。凡肾气充沛，精盈髓足的人，不但精神健旺，思维敏捷，而且筋骨强劲，动作有力。反之，肾亏精虚髓少的人，往往腰酸骨软、精神疲惫、头昏健忘、动作迟缓无力。因此，我们平时要养好肾。

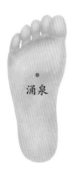

涌泉

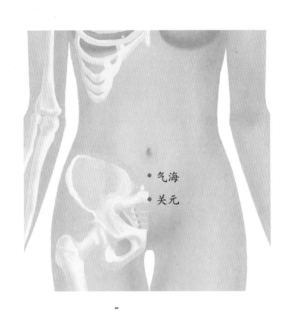

气海
关元

推拿调理处方
◗ 摩动关元穴
◗ 按压气海穴
◗ 按压涌泉穴

◗ 摩动关元穴

取穴窍门：肚脐中央向下量3寸即关元穴。

取穴原理：关元穴是阳气的发源地，能温阳祛寒，改善手脚冰凉等症状。

推拿方法：以关元穴为圆心，用手掌做逆时针及顺时针方向摩动3～5分钟，然后用食指或中指指腹按压3分钟。

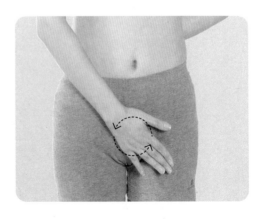

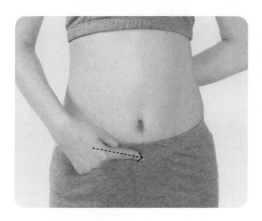

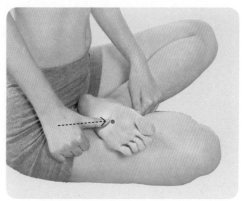

▶ 按压气海穴

取穴窍门：前正中线上，从肚脐中央向下量1.5寸处即气海穴。

取穴原理：有温阳益气、扶正固本、培元补虚的功效，能促进脏腑经络气血的新陈代谢。

推拿方法：用拇指或食指指腹按压气海穴3～5分钟，力度适中。

▶ 按压涌泉穴

取穴窍门：屈足蜷趾，前脚掌最凹陷处即涌泉穴。

取穴原理：涌泉穴是肾经的重要穴位，可补肾壮阳，改善腰膝酸软、性功能低下等肾阳虚症状。

推拿方法：弯曲食指，用指关节或拇指按压涌泉穴1～3分钟，以有酸胀感为度。

● 注意事项

1. 肾阳虚者可适当吃一些羊肉、肉苁蓉等温肾壮阳之物；肾阴虚者可吃些生地、海参、枸杞、银耳等滋补肾精之物。
2. 黑色入肾，可多吃黑色食物，如乌鸡、黑芝麻、黑豆、黑米等。
3. 选择适合自己的运动，如跑步、爬山、打太极拳等。

⊙ 精选小偏方

吞津液

吞下舌头下边的津液，每天数十次，就可以养肾。中医认为，肾主唾，将口腔中的津唾吞下去可以养肾、助消化、增加抵抗力，还可以延年益寿。

纤体瘦身

肥胖是因过量的脂肪储存，使体重超标的营养过剩性疾病。肥胖会引起很多疾病，如内分泌失调、糖尿病、高血压、关节疾病等。可以根据体重指数[体重（千克）／身高（米）^{2}]来衡量体重是否超标，一般指数超过24为肥胖。

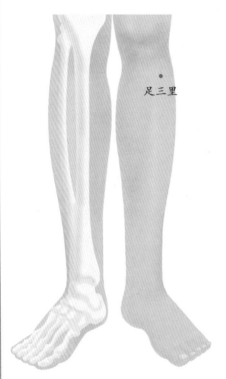

足三里

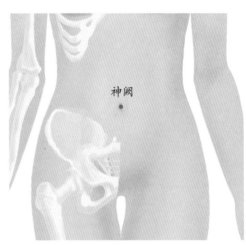

神阙

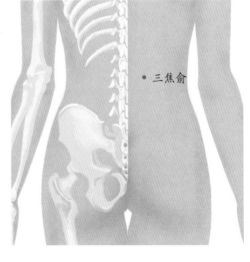

三焦俞

推拿调理处方
◗ 按揉三焦俞穴
◗ 按揿足三里穴
◗ 掌摩神阙穴

▶ 按揉三焦俞穴

取穴窍门：先确定第7颈椎。向下数至第12胸椎，下一个突起便为第1腰椎，在其棘突下左右各旁开1.5寸处。

取穴原理：通三焦，鼓动全身气血的输送、耗散，促进身体对饮食营养的代谢。

推拿方法：用两手手指指腹按压或揉压3～5分钟，以有酸胀感为度。

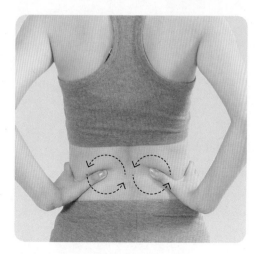

▶ 按掐足三里穴

取穴窍门：在小腿前外侧，外膝眼下3寸，距胫骨前缘1横指（中指）处。

取穴原理：有调理脾胃功能、祛除痰湿的作用，可降低血液中异常增高的血脂，有助于减肥瘦身。

推拿方法：用拇指指端按掐足三里穴，一掐一松，以有酸胀、发热感为度，连做36次，两侧交替进行。

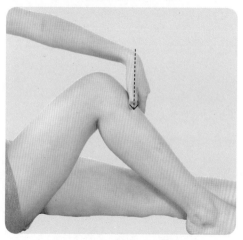

▶ 掌摩神阙穴

取穴窍门：肚脐的正中央即神阙穴。

取穴原理：有调理肠胃、理气通络的功效，治疗肥胖症效果较好。

推拿方法：将双手搓热，一只手掌盖住肚脐，另一只手在其上进行摩压按揉，然后两只手交换进行，共做3分钟。

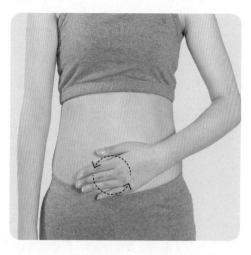

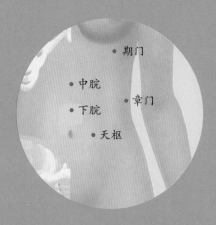

・期门
・中脘
・章门
・下脘
・天枢

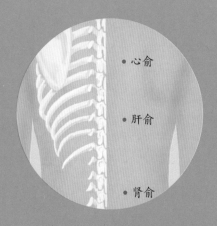

・心俞
・肝俞
・肾俞

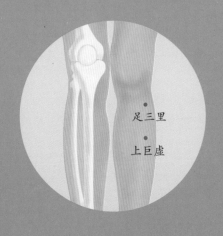

・足三里
・上巨虚

第4章

消除亚健康

——缓解压力，改善不适

亚健康是介于疾病和健康之间的一种状态。生活节奏变快、生活压力加大，对人们的身心健康也是一种挑战，伴随着失眠、心悸、胸闷、神经衰弱等不良反应，人的健康亮起了红灯。推拿可以帮助你驱散心中的愁云，强健身体，给你健康自信的生活。

消化不良

消化不良是一种由于胃动力障碍引起的疾病。症状表现为断断续续地上腹部不适或疼痛、饱胀、胃灼热（反酸）、嗳气等。引起消化不良的原因很多，包括胃和十二指肠部位的慢性炎症等，也包括胃蠕动不好的胃轻瘫和食道反流。这些病症导致食管、胃、十二指肠的正常功能失调。

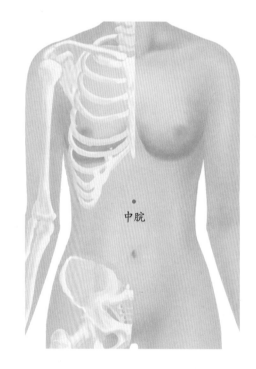

中脘

病因病机

1.胃肠疾病：胃肠疾病会引起消化不良，包括胃和十二指肠部位的慢性炎症等，使食管、胃、十二指肠的正常功能失调。

2.胃轻瘫：胃蠕动功能下降。

3.精神因素：长期闷闷不乐或突然受到猛烈的刺激等均可引起消化功能减退。

4.不良饮食习惯：刺激性食物，如咖啡、浓茶、甜食、油腻、生冷等，以及不规律进食或暴饮暴食等均会引起消化功能失调。

症状表现

食欲差、腹胀、嗳气是消化不良的常见症状，还有不少患者同时伴有失眠、焦虑、抑郁、头痛、注意力不集中等精神症状。

推拿调理处方
》按压中脘穴
》按压上巨虚穴
》掐按四缝穴
》掐按足三里穴

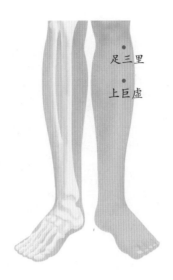

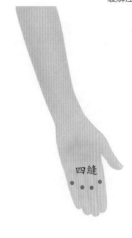

◗ 按压中脘穴

取穴窍门：腹部前正中线上，从肚脐中央向上量4寸即中脘穴。

取穴原理：加强胃动力，有效帮助胃排空，进而缓解消化不良。

推拿方法：双掌重叠或单掌按压在中脘穴上，按顺时针或逆时针方向缓慢行圆周推动。

◗ 按压上巨虚穴

取穴窍门：外膝眼下6寸。正坐，屈膝90度角，手心对髌骨，手指朝下，无名指指端处向下量3寸。

取穴原理：增强肠蠕动，促进胃肠消化液的分泌。

推拿方法：用拇指或食指指腹垂直用力按压上巨虚穴3分钟后放松，以有酸痛感为度。

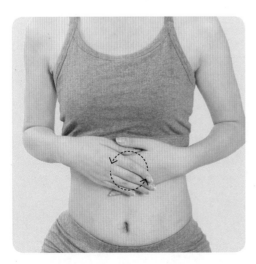

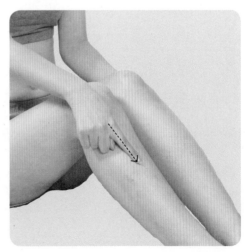

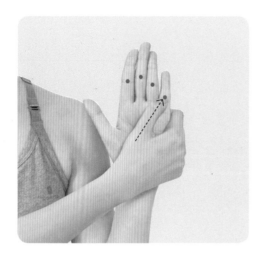

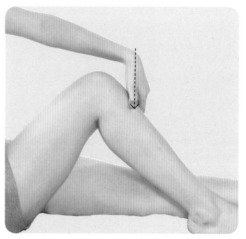

▶ 掐按四缝穴

取穴窍门：在两手第2～5指的掌面，第1、第2节横纹的中点即四缝穴。

取穴原理：泻热导滞、调和脏腑，使唾液淀粉酶、胰淀粉酶与胰脂肪酶增加，有助于食物的消化和吸收。

推拿方法：用拇指指端用力掐按四缝穴1分钟，以略感疼痛为度。

▶ 掐按足三里穴

取穴窍门：在小腿前外侧，外膝眼下3寸，距胫骨前缘1横指（中指）处即足三里穴。

取穴原理：增强胃肠蠕动，促进消化酶的分泌。

推拿方法：用拇指抵住两侧的足三里穴，用力掐按3分钟，以有酸胀感为度。

• 注意事项

1. 饮食应以温、软、淡、素、鲜为宜，少吃油炸、腌制、辛辣食物。
2. 进食时细嚼慢咽。
3. 饮水择时，最佳的饮水时间是晨起空腹时及每次进餐前1小时，不可餐后立即饮水。

⊙ 精选小偏方

生山楂或山楂水

山楂，酸甘，微温，有健胃消食的功效。若有消化不良的症状时，可在饭后食用3～4个洗净的生山楂，或者取200克生山楂洗净，加清水煮汁饮用。

食欲减退

食欲减退是指不想进食或进食量显著减少。食欲减退可由多种功能性障碍或器质性病变引起，例如，恶心、呕吐、腹痛、胃肠道炎症，以及胆道或胰腺病等。另外，忧郁、生气、沮丧等不良情绪也可引起食欲减退。

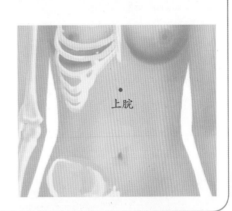

足三里

上脘

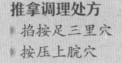

推拿调理处方
- 掐按足三里穴
- 按压上脘穴

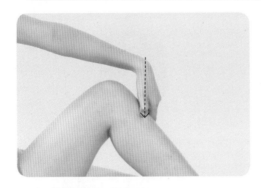

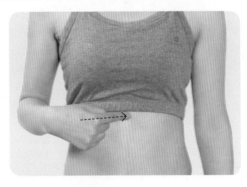

▶ 掐按足三里穴

取穴窍门：在小腿前外侧，外膝眼下3寸，距胫骨前缘1横指（中指）处。

取穴原理：有增强肠胃蠕动、增进食欲的功能。

推拿方法：用拇指抵住两侧的足三里穴，用力掐按3分钟。

▶ 按压上脘穴

取穴窍门：位于上腹部前正中线上，从肚脐中央向上5寸处。

取穴原理：具有治疗胃肠病等消化系统疾病的功能，促进营养吸收。

推拿方法：用两手食指指腹按压或揉压3～5分钟。

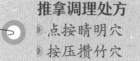

视疲劳

视疲劳是目前常见的眼科疾病，表现多种多样，常见的有近距离工作不能持久，出现眼疲劳、眼干涩、异物感、眼皮沉重感、视物模糊、畏光流泪、眼胀痛及眼部充血等现象，严重者还会出现头痛、头晕、恶心、精神萎靡、注意力不集中、记忆力下降、食欲减退等表现。

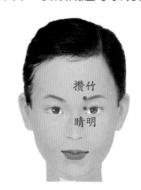

推拿调理处方
▶ 点按睛明穴
▶ 按压攒竹穴

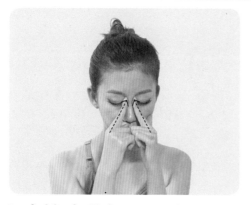

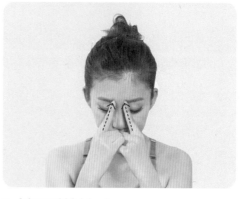

◗ 点按睛明穴

取穴窍门：鼻梁旁与内眼角的中点凹陷处即睛明穴。

取穴原理：消除眼疲劳。

推拿方法：用食指指尖点按睛明穴，按时吸气，松时呼气，共36次，然后轻揉36次，每次停留2～3秒。

◗ 按压攒竹穴

取穴窍门：眉毛内侧边缘凹陷处即攒竹穴。

取穴原理：调整眼部血液循环，改善用眼过度引起的眼干、眼花等症状。

推拿方法：双目闭合，用双手的食指指腹稍加用力，按压攒竹穴1分钟。

失眠

失眠，指无法入睡或无法保持睡眠状态，导致睡眠不足，又称入睡障碍或维持睡眠障碍。失眠是临床常见病症之一，虽不属于危重疾病，但妨碍人们正常的生活、工作、学习和健康，并可加重或诱发心悸、胸痹、眩晕、头痛、中风等病症。

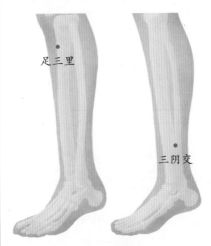

足三里

三阴交

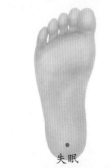

失眠

推拿调理处方
▷ 按压失眠穴
▷ 按压足三里穴
▷ 按压三阴交穴

病因病机

失眠，中医又称为"目不瞑""不得眠""不得卧"，多是由于情志、饮食内伤，或病后、年迈、禀赋不足等导致心虚胆怯，使心神失养而不安，造成经常不能获得正常睡眠。

症状表现

入睡困难、睡眠深度不足、早醒，以及睡眠时间不足或质量差。临床将慢性失眠分为原发性失眠和继发性失眠。

原发性失眠：是一种原因不明的、长期存在的、频繁的睡眠中断，患者多伴有日间疲劳、紧张、压抑和困倦，部分患者可能有失眠的家族史。

继发性失眠：是由于疼痛、咳嗽、呼吸困难、夜尿多、心绞痛和其他的躯体症状引起的失眠。

◗ 按压失眠穴

取穴窍门： 在足跟部中间，足底纵向中线与内外踝尖连线的交点处即失眠穴。

取穴原理： 使血液循环加快，缓解紧张，消除脑力疲劳，促进睡眠。

推拿方法： 用拇指或食指指腹用力按压失眠穴10秒，以略感疼痛为宜，然后握拳，按压失眠穴周边20～30下。

◗ 按压三阴交穴

取穴窍门： 小腿内侧，内踝尖上3寸，胫骨内侧缘后方。

取穴原理： 安神定志，促进睡眠，对轻度睡眠障碍有较好的治疗效果。

推拿方法： 用拇指指腹用力向下按压三阴交穴1～3分钟，以有酸胀感为度。

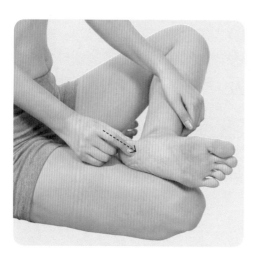

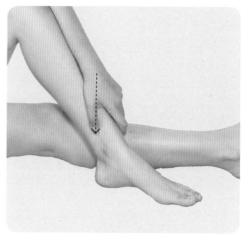

◗ 按压足三里穴

取穴窍门： 在小腿前外侧，外膝眼下3寸，距胫骨前缘1横指（中指）处。

取穴原理： 改善胃肠功能，避免宿食停滞或胃肠积热而内扰心神引起失眠。

推拿方法： 用拇指或食指指腹按压足三里穴3～5分钟，以有酸胀感为度。

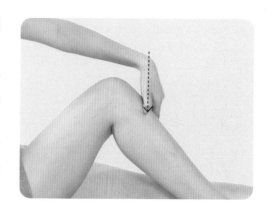

神经衰弱

神经衰弱是指精神容易兴奋、脑力容易疲乏，常有情绪烦恼和心理生理症状的神经症性障碍。神经衰弱的特征是易兴奋、易激惹、易衰竭，常有失眠、头痛、抑郁、注意力涣散、记忆力减退和情感脆弱等。

推拿调理处方
▶ 按揉神门穴
▶ 点揉内关穴

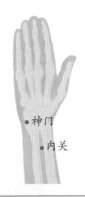

•神门

•内关

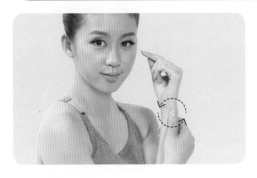

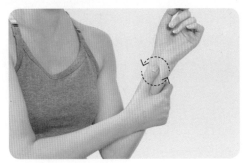

◗ 按揉神门穴

取穴窍门：腕掌面靠近小指的一侧有一条突出的筋，其与腕横纹相交的凹陷处即神门穴。

取穴原理：抑制神经中枢兴奋。

推拿方法：用一手拇指稍用力向下点压对侧手臂的神门穴后，保持压力不变，继而旋转揉动，以产生酸胀感为度。

◗ 点揉内关穴

取穴窍门：一手握拳，腕掌侧突出的两筋之间距腕横纹3指宽的位置即内关穴。

取穴原理：具有益心安神、镇静宁神的作用。

推拿方法：用拇指指腹点揉内关穴1～3分钟，以有麻胀感为度。

心悸

心悸是一种患者可感觉到自己的心脏跳动不适的现象。心悸时，心跳可能过快、过慢、不规则，或是以正常速度跳动。心脏活动过度或失常、神经敏感、心律失常、焦虑、紧张、注意力高度集中等可引起心悸。

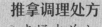

推拿调理处方
▶ 点揉内关穴
▶ 按揉神门穴

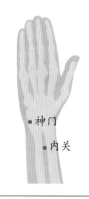

神门
内关

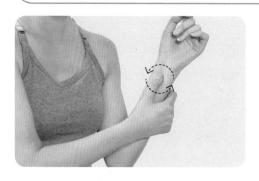

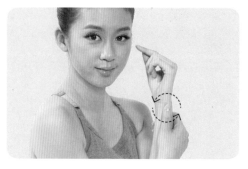

▶ 点揉内关穴

取穴窍门：一手握拳，腕掌侧突出的两筋之间距腕横纹3指宽的位置即内关穴。

取穴原理：有疏通气血的作用，可调整心律、舒缓心悸、胸闷症状。

推拿方法：用拇指指腹点揉内关穴1～3分钟，以有麻胀感为度。

▶ 按揉神门穴

取穴窍门：腕掌面靠近小指的一侧有一条突出的筋，其与腕横纹相交的凹陷处即神门穴。

取穴原理：益心安神。

推拿方法：用一手拇指稍用力向下点压对侧手臂的神门穴后，保持压力不变，继而旋转揉动，以产生酸胀感为度。

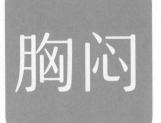

胸闷

四缝

内关

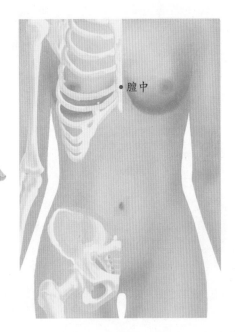

膻中

外关穴

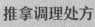

推拿调理处方
▷ 点压内关穴
▷ 按揉外关穴
▷ 掐按四缝穴
▷ 按压膻中穴

　　胸闷是一种自觉症状，即呼吸费力，或感觉憋闷、气不够用，甚至发生呼吸困难。胸闷常伴随其他症状，如胸痛、压迫感、心悸、喘、灼热感、吐酸水、冒冷汗、恶心、呕吐等。分为功能性胸闷和病理性胸闷，功能性胸闷是在密闭的空间内逗留较长时间，或遇到某些不愉快的事情产生的胸闷；病理性胸闷多由呼吸道受阻、肺部疾病、心脏疾病、膈肌病变、体液代谢和酸碱平衡失调等引起。

　　中医理论认为，胸闷多与肝气不舒有关，中医的"肝脏"与西医的"肝脏"在定义上是不同的，中医所言肝的功能包含控制情绪、调畅气机、促进消化吸收、滋养筋膜、储存血液等，紧张易怒的情绪会影响肝的正常生理功能，造成气机不畅，导致胸闷，因此调理胸闷以疏肝理气为主。

◗ 点压内关穴

取穴窍门：一手握拳，腕掌侧突出的两筋之间距腕横纹3指宽的位置即内关穴。

取穴原理：有益心安神、宽胸理气的功效，可增强心脏的功能，缓解胸闷、胸痛等症状。

推拿方法：用一只手的拇指，稍用力向下点压对侧手臂的内关穴后，保持压力不变，继而旋转揉动，每次按揉20～30次。

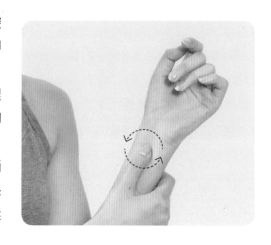

◗ 按揉外关穴

取穴窍门：在前臂背侧，手腕横纹向上3指宽处，与腕掌面内关穴相对。

取穴原理：有调节气血的作用，可缓解胸胁痛及胸闷等症状。

推拿方法：用左手拇指指端用力按揉右侧外关穴1分钟。然后用右手拇指再按揉左侧外关穴1分钟。

◗ 掐按四缝穴

取穴窍门：在两手第2～5指的掌面，第1、第2节横纹的中点即四缝穴。

取穴原理：宽胸理气、调和脏腑，对于脘腹胀满、消化不良引起的胸闷不适，有很好的疗效。

推拿方法：用拇指指端用力掐按四缝穴各1分钟，以略感疼痛为度。

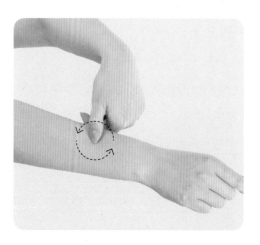

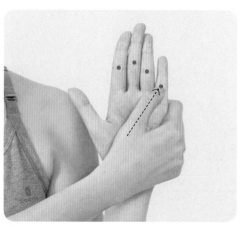

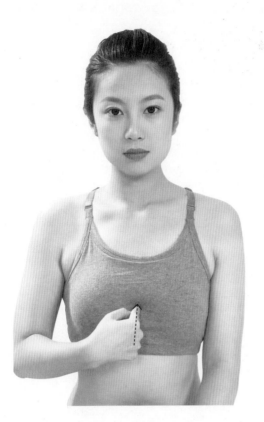

❱ 按压膻中穴

取穴窍门：两乳头连线的中点，平第4肋间处即膻中穴。

取穴原理：可增强心脏功能，缓解胸闷、呼吸困难等症。

推拿方法：用食指或中指指腹按压膻中穴，力度适中，至胸闷缓解即可。

◐ 精选小偏方

双仁糊

取核桃仁、桃仁各250克，红糖1000克。先将前两味药加少量水煎至软，然后捣烂，再与红糖混合调匀成稠糊状。每次服50克，每日服3次，温开水送服。本方具有益气养血的功效，主治气血两虚为主的胸闷心痛。

● 注意事项

1. 注意卫生，戒烟，避免在尘埃多的地方停留，并避免接触刺激性气体。

2. 在风和日丽的天气，要外出晒晒太阳、适当做一些体育活动，最好每天坚持30分钟的运动。这样，既能促进支气管的通气功能，又可增强肺泡的弹性和血液供给。

3. 预防感冒，及时防治各种呼吸系统疾病，可适当服用一些养肺的中成药，以提高机体的抗病能力。

4. 注意情志调节。郁闷、心情不舒畅等不愉快的情绪可引起胸闷气短，因此遇到不顺心的事不要生闷气，凡事想开一些，乐观对待。

5. 在气温过低、阴雨和大风天气时，应尽量减少户外活动，否则，容易导致胸闷症状加剧。

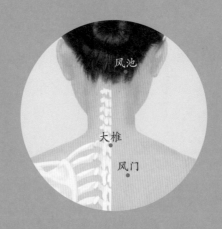

风池

大椎

风门

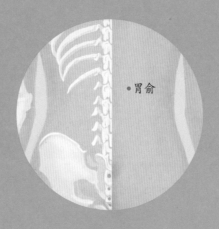

胃俞

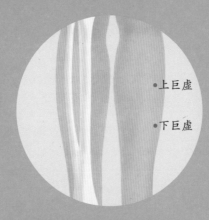

上巨虚

下巨虚

家庭常见病推拿

——按按捏捏就有效

每个人都可能受到常见病的困扰，得了感冒怎么办？头痛怎么办？牙痛怎么办？……很多人都会首选打针吃药。其实，生活中的很多常见病，都是可以通过推拿攻克的。只要找准了穴位，推推按按，疾病就会缓解。

感冒

感冒是一种常见的自限性疾病，西医称急性上呼吸道感染，经常伴随喉、气管、肺、口腔、鼻窦、中耳、眼及颈淋巴结等部位的并发症，四季均可发病。中医主要将其分为风寒感冒和风热感冒两个类型。

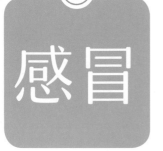

病因病机

由于受凉、伤风，或者由病毒感染、细菌和病毒混合感染，或由变态反应引起的上呼吸道感染。

症状表现

风寒感冒：恶寒重，发热轻，或不发热，头痛无汗，身体酸痛，鼻塞声重，流清涕，喉咙发痒，咳嗽，有白痰。

风热感冒：发热重，微恶寒，汗出不畅，头胀且痛，咳嗽有痰，痰黏稠发黄，鼻塞流黄浊涕，咽喉肿痛。

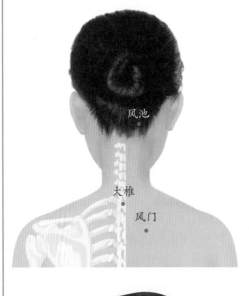

推拿调理处方
- 按揉大椎穴
- 按压风池穴
- 按揉风门穴
- 推揉太阳穴

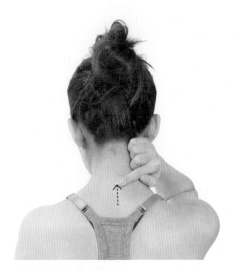

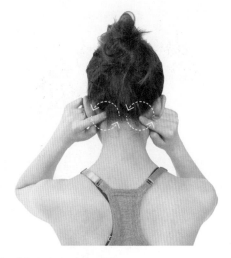

◗ 按揉大椎穴

取穴窍门：低头时，摸到颈后突起最高的骨头（即第7颈椎），在这块高骨的下方凹陷处即大椎穴。

取穴原理：大椎穴是人体所有阳经汇聚之处，可抵御外邪，治疗外感表证引起的风寒、风热感冒。

推拿方法：用食指按揉颈后的大椎穴，以皮肤发热发红为度。

◗ 按压风池穴

取穴窍门：颈部耳后发际下的凹窝内，相当于耳垂平齐的位置即风池穴。

取穴原理：可起到清热疏风解表的作用，特别适合风热感冒。

推拿方法：双手抱拢头部，用双手拇指或食指指腹按压两侧的风池穴约1分钟，以有酸、胀、麻、重感觉为度，以感到局部发热、浑身轻松为止。

◗ 按揉风门穴

取穴窍门：大椎穴下第2个棘突（即第2胸椎棘突）下凹陷的中心，左右各旁开1.5寸。

取穴原理：有宣通肺气、调理气机的功效，可缓解由肺气失宣引起的咳嗽、流鼻涕等感冒症状。

推拿方法：用拇指或食指指腹按揉风门穴36次，以有酸、麻、胀感为度。

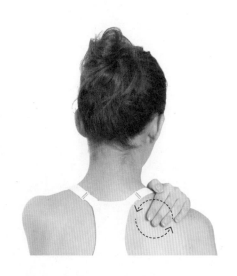

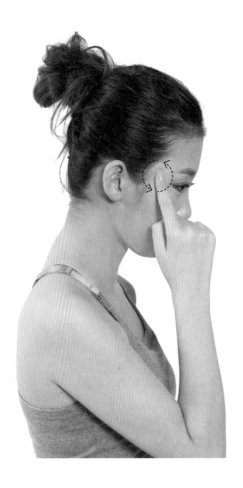

◗ 推揉太阳穴

取穴窍门：头部侧面，眉梢和外眼角中间向后1横指凹陷中即太阳穴。

取穴原理：疏通脑部经络，去虚火，清脑明目，可改善由感冒引起的头痛症状。

推拿方法：用两拇指外侧自前向后直推两侧太阳穴30～50次，再用食指指腹沿逆时针方向揉30～50次。

➰ 精选小偏方

热姜水泡脚

将5～6片生姜放入热水中，双脚浸于热姜水中，以水浸到踝骨为宜。浸泡时可在热姜水中加点盐、醋，并不断添加热水，浸泡至脚面发红为止。晚上睡前泡1次，盖被保暖，第二天感冒症状即可减轻。

● 注意事项

1. 一定要注意保暖，尤其要注意脚的保暖。

2. 睡眠要充足，不要睡得过晚，足够的睡眠可提高人体的免疫力，加快感冒的痊愈。

3. 每天要保证充足的饮水，多吃含维生素C丰富的新鲜蔬菜和水果，有助于感冒的痊愈。

4. 感冒期间饮食应以清淡口味为主，避免油腻、辛辣和生冷的食物。

5. 感冒时应避免吸烟，因为吸烟会干扰呼吸道纤毛活动，加重感冒的呼吸道症状。

随 症 加 减

风寒感冒

取穴：风池、大椎、肺俞、曲池、尺泽、列缺、外关、合谷、太阳、印堂、迎香。

推拿方法：

1. 按揉风池、大椎、肺俞穴，每穴2～3分钟。
2. 拿颈项3～5遍，以感到酸胀为度。
3. 按揉曲池、尺泽、列缺、外关、合谷等穴，每穴1分钟。
4. 推太阳、印堂等穴，每穴约3分钟。
5. 按揉迎香穴1分钟，分抹前额2分钟。

风热感冒

取穴：风池、大椎、曲池、鱼际、肩井、中府、云门。

推拿方法：

1. 按揉风池、大椎、曲池等穴，每穴2～3分钟。
2. 按揉鱼际穴1分钟，拿肩井穴2分钟。
3. 点按中府、云门穴，每穴约3分钟。

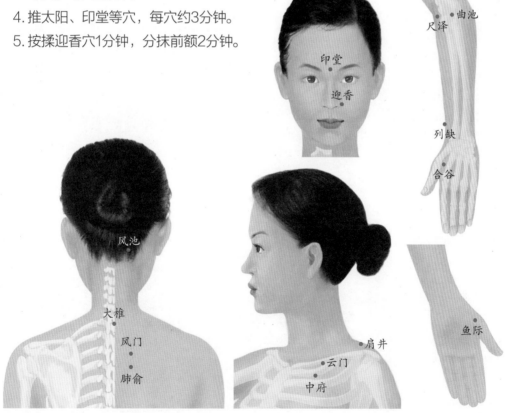

咳嗽

咳嗽是人体清除呼吸道内的分泌物或异物的保护性反射动作。从生理角度讲，咳嗽起着一种保护作用，但是慢性和反复的咳嗽，则严重影响人们的生活。中医认为，咳嗽为肺脏疾患，多因肺失正常的宣发肃降等功能而引起。

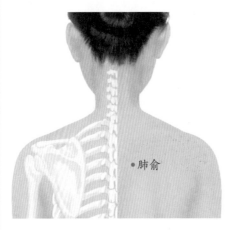

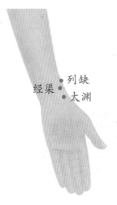

病因病机

1.由于气候突变或调摄失宜，外感风、寒、暑、湿、燥、火，邪气从口鼻或皮毛侵入，使肺气被束，肺失肃降，发为咳嗽。

2.饮食不节，嗜烟酒、肥甘厚味，导致内生火热，熏灼肺胃，灼津生痰；或饮食损伤脾胃，痰浊内生，上阻于肺，致肺气上逆而作咳。

3.情志刺激，肝失调达，气郁化火，循经上逆犯肺，肺失肃降而作咳。

4.肺脏疾病日久不愈，耗气伤阴，肺气虚肃降无权，肺气上逆作咳；或肺气虚不能输布津液而痰浊内生，或肺阴虚而虚火灼津为痰，痰浊阻滞，肺气不降而上逆作咳。

症状表现

咳而有声，或咳吐痰液为主要临床症状。

推拿调理处方
- 掐按列缺穴
- 按揉经渠穴
- 按揉肺俞穴
- 掐按太渊穴

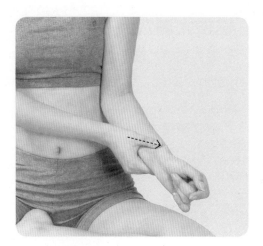

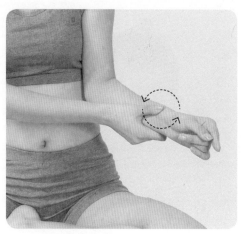

◗ 掐按列缺穴

取穴窍门：将两手拇指和其余4指自然分开，于虎口处垂直相交，一手食指搭在另一手上，手指自然落下，食指尖处即列缺。

取穴原理：调节肺功能，调动肺经元气，治疗单纯性咳嗽。

推拿方法：用拇指指尖掐按列缺穴3～5分钟，以有酸胀感为度，每天5～10次。

◗ 按揉经渠穴

取穴窍门：食指、中指、无名指3指并拢，无名指置于腕横纹下，中指指腹按压在动脉跳动处，中指指尖所在的凹陷处即经渠穴。

取穴原理：调肺止咳，保证呼吸通畅，适用于各种咳嗽。

推拿方法：用拇指或食指指腹按揉经渠穴，每次4～5分钟。

◗ 按揉肺俞穴

取穴窍门：低头，找到第7颈椎（低头颈后最高的骨头），往下数3个突起的棘突，其下左右各旁开1.5寸处。

取穴原理：增强呼吸功能，使肺通气量、肺活量增加。

推拿方法：用两手的拇指，或食指、中指两指轻轻按揉肺俞穴，每次2分钟。

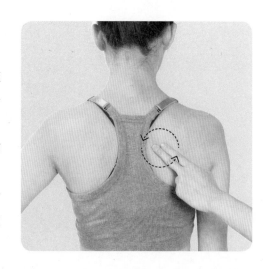

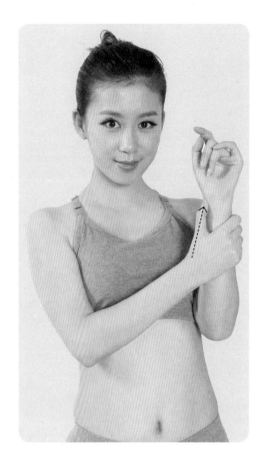

◗ 掐按太渊穴

取穴窍门：掌后腕横纹大拇指一侧，动脉的桡侧（靠近拇指的一侧）凹陷处即太渊穴。

取穴原理：有强壮肺脏、抑制肺气上逆的功效，从而起到很好的止咳作用。

推拿方法：用拇指指腹掐按太渊穴1～3分钟，以有酸胀感为度。

◯ 精选小偏方

喝蒸大蒜水

取大蒜7～10瓣（儿童可用3～5瓣），拍碎，放进碗中，加半碗水，放入一粒冰糖，放入锅中蒸15分钟，凉至大蒜水微温时喝下，一天2～3次。此法适用于风寒咳嗽。

● 注意事项

1. 多吃蔬菜和水果；饮食要易于消化且富有营养，应以清淡食物为主，避免油腻、辛辣等食物；戒烟、酒；尽量禁食冷饮。
2. 多喝水，以补充咳嗽时急速的气流所带走的呼吸道黏膜上的水分。
3. 休息可减轻病情，所以咳嗽患者要注意休息。
4. 保持室内空气新鲜，定时开窗换气。室温要适中，以20～24℃为宜；室内环境不可过于干燥，湿度宜保持在60%左右。
5. 保持身体温暖，睡眠中要盖好被褥，以免寒冷刺激诱发咳嗽加重。

支气管哮喘

支气管哮喘是一种常见的过敏性疾病，在过敏因素刺激下，引起支气管痉挛、黏膜肿胀、分泌物增加，从而导致管腔狭窄，气道不畅，以反复发作的呼吸困难伴有哮鸣音为主症，属于中医学"哮症"范畴。从哮喘的病因病机来看，主要有寒邪入肺、饮食偏嗜、脾肾阳虚等。

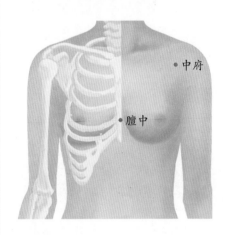

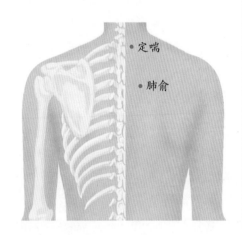

病因病机

1.外感风寒或风热，或吸入花粉、烟尘等，壅阻肺气，肺失宣降，不能输布津液而凝津成痰，阻遏气道而发为哮喘。

2.饮食不节、恣食生冷、喜肥甘厚味等，致脾运失健，痰浊内生，壅遏肺气而发为哮喘。

3.久病肺气不足，肾虚纳气无力，或情绪过激，或劳累过度，触引内伏之痰饮可引发哮喘。

症状表现

胸闷，气促，呼吸困难，喉中哮鸣，呼气时间延长，不能平卧，汗出，甚至紫绀。发作可持续数分钟、数小时，或更长时间。

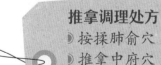

推拿调理处方
》按揉肺俞穴
》推拿中府穴
》按压定喘穴
》按揉膻中穴

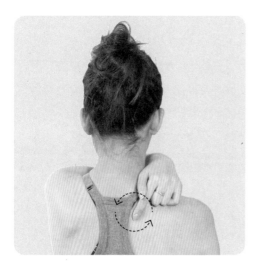

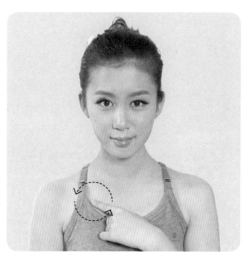

◗ 按揉肺俞穴

取穴窍门：低头，找到第7颈椎，往下数3个突起的棘突，其下左右各旁开1.5寸处。

取穴原理：可解除支气管痉挛，减小气道阻力，对治疗支气管哮喘有良好的效果。

推拿方法：用拇指或食指指腹按揉肺俞穴2～3分钟。

◗ 按压定喘穴

取穴窍门：低头时，摸到颈后突起最高的骨头，其下方凹陷处左右各旁开0.5寸即定喘穴。

取穴原理：能调整呼吸运动，增强抗过敏性，改善支气管哮喘的症状。

推拿方法：用双手食指指腹或指节同时向下按压定喘穴1～2分钟，以有酸痛感为度。

◗ 推拿中府穴

取穴窍门：胸部外上方，横平第1肋间隙，锁骨下窝外侧，前正中线左右各旁开6寸。

取穴原理：能缓解支气管平滑肌痉挛，改善肺通气量，缓解支气管哮喘症状。

推拿方法：用拇指或食指指腹推拿中府穴5分钟，以有酸痛感为度。

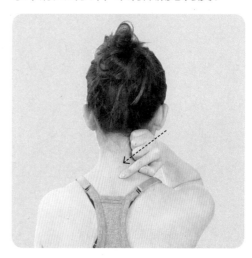

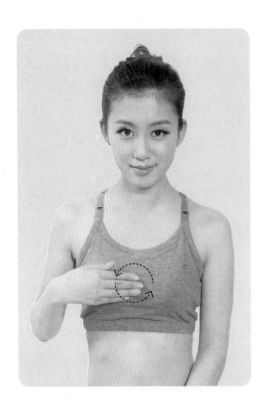

◗ 按揉膻中穴

取穴窍门：两乳头连线的中点，平第4肋间处即膻中穴。

取穴原理：可清肺止咳喘，抑制支气管分泌物增加，保证呼吸顺畅。

推拿方法：用食指或中指的指腹按揉膻中穴3～5分钟，力量适中，不可过重。

◎ 精选小偏方

白萝卜汁

将白萝卜500克洗净，连皮切碎，用干净纱布将其汁液挤出来饮用，每天1次，连服5～7天，具有辅助治疗哮喘病的功效。

● 注意事项

1. 哮喘病人饮食应温热、清淡，多吃富含维生素的食物。
2. 忌食可诱发哮喘的食物，比如螃蟹、虾、牛奶等。
3. 多饮水，每日饮水应达2000毫升。
4. 注意保暖，避免感冒。
5. 找出过敏原因，避免接触引发哮喘的过敏原，如花粉、动物皮屑，以及床席、枕头、被褥、沙发、衣服上的粉尘等。
6. 在空气污染严重的时候，尽量避免在户外活动。
7. 改掉吸烟、饮酒的习惯，以免加重哮喘。
8. 冬天气温偏低，从温暖的室内到室外的时候，应做好防寒工作，避免接触冷空气而导致哮喘发作。

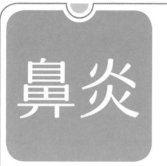

鼻炎是由于鼻腔血管的神经调节功能紊乱，导致以鼻黏膜血管扩张、腺体分泌增多为特征的慢性炎症。表现为鼻塞、流涕、嗅觉减退，可伴头痛、头晕等。

病因病机

1.气候变化：当气候变化较大时，无论骤凉还是骤热，均易使鼻黏膜受到刺激而引起鼻炎。

2.环境因素：空气中的有害物质直接刺激鼻腔黏膜是鼻炎发病率高的主导因素。

3.鼻邻近器官病变：如扁桃体炎、咽炎、腺样体炎等炎症可扩散到鼻腔而引起鼻炎。

4.滥用药物：如长期使用滴鼻净或服用降压药等均可引起药物性鼻炎。

5.全身因素：许多全身慢性病，如贫血、糖尿病、风湿、结核、肝肾疾病及内分泌病变，均可使机体抵抗力降低，鼻黏膜血液循环障碍而引发鼻炎。

症状表现

1.通常会有间歇性鼻塞或交替性鼻塞。间歇性鼻塞是指在运动后或者天热时鼻塞减轻，在寒冷或者是夜间低温时鼻塞加重；交替性鼻塞表现为一侧通畅，另一侧鼻塞，往往在侧卧的时候，下侧鼻腔鼻塞较为严重，上侧则通气较好。

2.鼻涕较多，多呈现半透明黏性，在继发感染后会呈现脓涕。此外，可能还会引发咽喉不适、咳嗽、多痰等。

3.可引起间断性嗅觉减退、头痛不适。

推拿调理处方
▷ 按揉迎香穴
▷ 揉鼻通穴
▷ 推擦印堂穴
▷ 按揉合谷穴

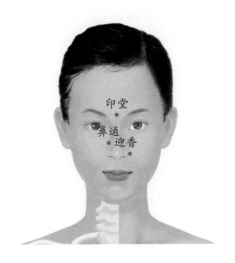

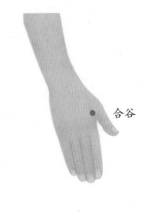

▷ 按揉迎香穴

取穴窍门：在鼻翼外缘中点旁，当鼻唇沟中。

取穴原理：可解除鼻塞症状，改善通气，对治疗鼻炎导致的鼻塞有良好的效果。

推拿方法：用两只手的食指指腹按住迎香穴，由内而外旋揉36圈。

▷ 揉鼻通穴

取穴窍门：鼻唇沟上端尽处即鼻通穴。

取穴原理：能促进鼻部的血液循环，增强鼻黏膜的功能，使鼻腔通畅。

推拿方法：用双手食指或中指的指腹摩揉鼻通穴50次。早晚各1次，指端按揉力度要适中。

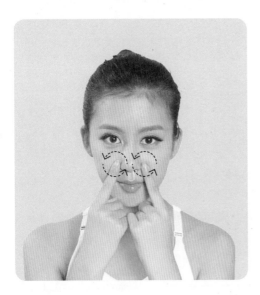

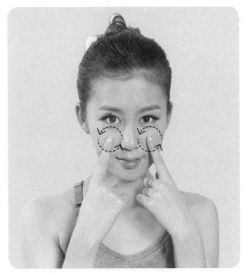

▶ 推擦印堂穴

取穴窍门：两眉头连线的中点凹陷处即印堂穴。

取穴原理：清脑明目，通鼻开窍，对缓解鼻腔不适有很好的效果。

推拿方法：将大拇指与食指并在一起，稍微用力进行按压，然后再慢慢向上推，如此反复推擦2～3分钟。

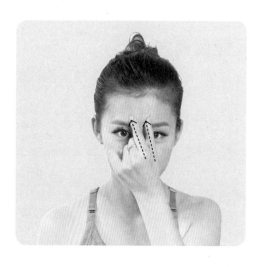

▶ 按揉合谷穴

取穴窍门：一手拇指弯曲，另一手虎口分开，弯曲的拇指指间关节横纹卡在另一只手张开的虎口缘处，自然落下，拇指尖处。

取穴原理：促进血液循环，能舒缓鼻塞、头晕、疲倦等症状。

推拿方法：用左手的大拇指指端按揉右手的合谷穴200下，再用右手的大拇指指端按揉左手的合谷穴200下。

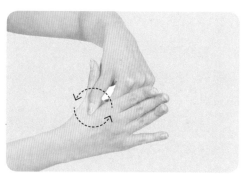

● 注意事项

1. 保持工作、生活环境的空气清洁，避免接触灰尘及化学气体，特别是有害气体。
2. 改掉挖鼻的不良习惯。
3. 慎用鼻黏膜收缩剂，尤其不要长期不间断地使用。
4. 注意保暖，寒冷及雾霾天应戴口罩，洗澡后应擦干头发再入睡。

◆ 精选小偏方

塞葱白汁棉团

取适量葱白洗净，捣烂，用纱布滤汁，放几小团指甲盖大小的药棉浸葱汁备用。治疗时先用棉签蘸淡盐水清洁鼻孔，然后将浸了葱汁的小棉花团塞入鼻孔内，保持数分钟。一开始可感到刺鼻，渐渐会失去刺激性。当效力消失后再换新棉团。每次如此塞0.5～1小时，一天2～3次。

慢性咽炎

慢性咽炎是指咽部黏膜、淋巴组织及黏液腺的弥漫性炎症，常反复发作，经久不愈。临床症状有咽部发干、发痒、灼热、疼痛、有异物感、吞咽不适、声音嘶哑或失声等，重症者伴有咳嗽、咳痰等症状，晨起较甚。

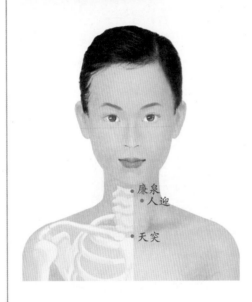

病因病机

　　1.气候骤变，起居不慎，肺卫不固，风热邪毒乘虚而入，从口鼻直袭咽喉，而发为急性咽炎。

　　2.风寒外侵，营卫失和，不能驱邪外出，邪气郁而化热，郁结咽喉而发为急性咽炎。

症状表现

　　咽部干燥，灼热疼痛，吞咽困难，严重时有发热、头痛、纳呆、全身不适等症状。

廉泉
人迎
天突

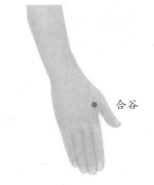

合谷

推拿调理处方
》 按揉廉泉穴
》 按揉人迎穴
》 按揉天突穴
》 按揉合谷穴

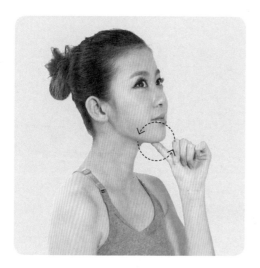

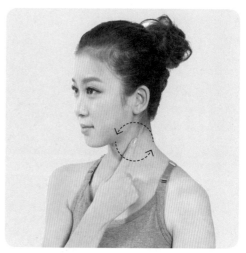

◗ 按揉廉泉穴

取穴窍门：在颈部正中线与喉结正上方横皱纹交叉处，用指头压迫，可感觉到舌根的位置，舌骨上缘凹陷处即廉泉穴。

取穴原理：减轻咽黏膜层慢性充血、小血管扩张，可缓解咽喉肿痛。

推拿方法：用拇指指腹按揉廉泉穴2～3分钟，手法轻柔，有酸胀感为度。

◗ 按揉人迎穴

取穴窍门：在颈部，横平喉结，胸锁乳突肌前缘，颈总动脉搏动处。

取穴原理：能促进咽喉部气血流通，消除咽部疲劳。

推拿方法：用食指按揉人迎穴2～3分钟，手法轻柔，有酸胀感为度。

◗ 按揉天突穴

取穴窍门：两锁骨内侧的凹陷处，胸骨上窝中央即天突穴。

取穴原理：清咽利喉，宣通肺气，可减轻慢性咽炎患者喉咙的异物感。

推拿方法：用食指指端按揉天突穴2～3分钟，尽量向下方用力，避免刺激食管，手法轻柔。

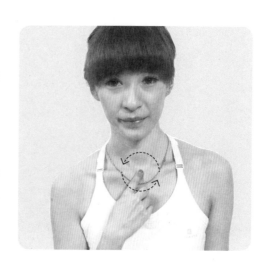

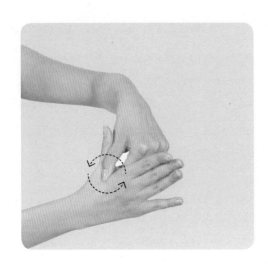

◗ 按揉合谷穴

取穴窍门：一手拇指弯曲，另一手虎口分开，弯曲的拇指指间关节卡在另一只手张开的虎口处，自然落下，拇指尖处。

取穴原理：促进咽部气血流通，能舒缓咽炎症状。

推拿方法：用左手的大拇指指端按揉右手的合谷穴200下，再用右手的大拇指指端按揉左手的合谷穴200下。

◉ 精选小偏方

柠檬茶

将一个柠檬洗净，切成薄片，在每片柠檬上撒一层白砂糖，码放在瓶子里，最后用蜂蜜浸泡。一个星期以后就可以喝了。每天早上用温水泡一片柠檬，代茶饮。

注意事项

1. 饮食宜清淡，忌食辛辣之物。适当多吃梨、生萝卜、话梅等食物，以增强利咽作用。
2. 睡前2小时避免进食。
3. 锻炼身体，增强抵抗力，防止伤风感冒。
4. 情致不畅是导致慢性咽炎反复发作的诱因之一。慢性咽炎患者平时应注意保持心情舒畅。
5. 避免粉尘、烟雾及有害气体的刺激。
6. 不要吸烟、饮酒，以减少对咽部的刺激。

扁桃体炎

扁桃体炎是腭扁桃体的一种非特异性急性炎症，可分为充血性和化脓性两种，常伴有一定程度的咽黏膜及其他咽淋巴组织炎症。扁桃体炎多发于儿童及青年，气温变化、劳累、受凉、烟酒过度及某些慢性病等常为本病的诱发因素。

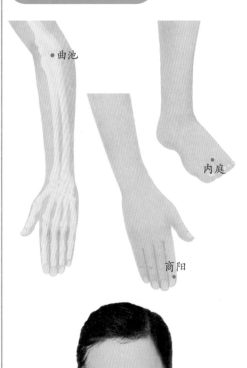

曲池

内庭

商阳

廉泉

病因病机

当机体因寒冷、潮湿、过度劳累、烟酒过度等造成抵抗力下降时，细菌繁殖加强，扁桃体上皮防御功能减弱，腺体分泌功能降低，扁桃体就可能遭受细菌感染而发炎。

症状表现

1.**全身症状**：起病急，寒战，高热，可达39～40℃，一般持续3～5天，尤其是幼儿可因高热出现抽搐、呕吐，或昏睡、食欲不振等。

2.**局部症状**：咽痛是最明显的症状，吞咽或咳嗽时加重，剧烈者可放射至耳部。儿童若因扁桃体肿大影响呼吸时可妨碍其睡眠，夜间常惊醒。

推拿调理处方

◗ 点掐商阳穴
◗ 点按曲池穴
◗ 按压内庭穴
◗ 按揉廉泉穴

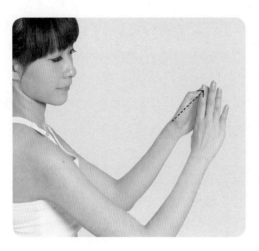

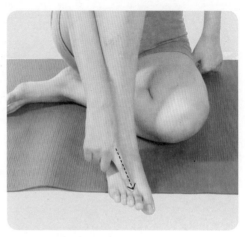

◗ 点掐商阳穴

取穴窍门：食指桡侧端，距离指甲根角约0.1寸。

取穴原理：具有泄毒利咽、疏通经络的功效，可用于治疗急慢性扁桃体炎。

推拿方法：用拇指或食指指端点掐商阳穴3～5分钟，也可用发夹等尖锐物品刺激该穴。

◗ 按压内庭穴

取穴窍门：在足背，在第2、第3趾间，趾蹼缘后方赤白肉际处。

取穴原理：可用于治疗五官的热性病症，对咽喉肿痛及扁桃体炎有较好的治疗作用。

推拿方法：用食指指腹端垂直于穴位按压2分钟。

◗ 点按曲池穴

取穴窍门：将手肘内弯约成直角，肘弯横纹尽头处凹陷即曲池穴。

取穴原理：具有清热解毒、祛风通络、开通肺气的作用，主治鼻、咽喉部位的病症，对扁桃体炎有一定的治疗作用。

推拿方法：用右手拇指尖点按左手臂曲池穴1分钟，然后换左手拇指点按右手臂曲池穴1分钟。

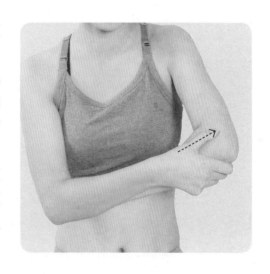

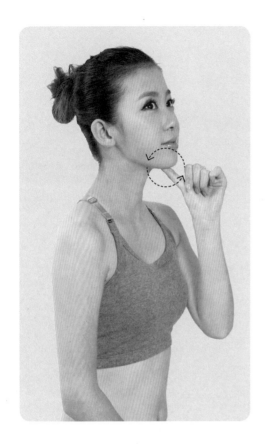

按揉廉泉穴

取穴窍门：在颈部正中线与喉结正上方横皱纹交叉处，用指压迫，可感觉到舌根的位置，舌骨上缘凹陷处即廉泉穴。

取穴原理：减轻咽黏膜层慢性充血、小血管扩张，能缓解咽喉肿痛。

推拿方法：用拇指指腹按揉廉泉穴2～3分钟，手法轻柔，以有酸胀感为度。

⊙ 精选小偏方

淡盐水漱口

在饭后及睡前，取温开水一杯，加少许食盐，口感有咸味即可，反复漱口，每次5分钟左右。

● 注意事项

1. 室内温度不宜过高，以不感觉冷为宜。保持空气新鲜，不要在室内吸烟，以减少咽部刺激。

2. 注意口腔卫生，多喝白开水，以补充体内水分。

3. 尽量少去影院、商场等人群密集的场所，特别是在呼吸系统、消化系统疾病流行之际。

4. 严禁烟、酒及辛辣刺激性食物。

5. 注意劳逸结合，保持情绪乐观、稳定。

腹痛

腹痛是指各种原因引起的腹腔内脏器的病变，表现为腹部的疼痛，分为急性腹痛和慢性腹痛。急性腹痛具有变化多、发展快的特点，一旦延误诊治，会造成严重后果，甚至引起死亡；慢性腹痛可由多种原因引起，需要至医院检查。

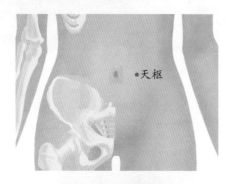

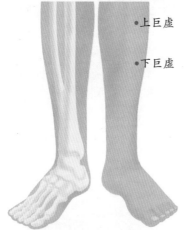

病因病机

腹痛的病因极为复杂，包括炎症、肿瘤、出血、梗阻、穿孔、创伤及功能障碍等。

症状表现

1.腹痛的部位常为病变的所在，胃痛位于中上腹部；肝胆疾患疼痛位于右上腹；小肠绞痛位于脐周；结肠绞痛常位于下腹部；膀胱痛位于耻骨上部；急性下腹部痛也可见于急性盆腔炎症。

2.消化性溃疡穿孔常突然发生，呈剧烈的刀割样、烧灼样持续性中上腹痛。胆绞痛、肾绞痛、肠绞痛也相当剧烈。

3.急性腹膜炎腹痛在静卧时减轻，腹壁加压或改变体位时加重。胆绞痛可因脂肪餐而诱发。

推拿调理处方
◗按压上巨虚穴
◗按压下巨虚穴
◗按压天枢穴

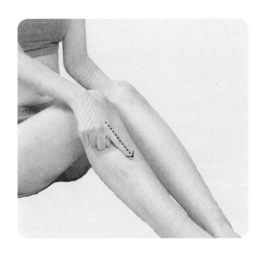

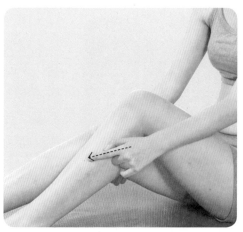

▶ 按压上巨虚穴

取穴窍门：外膝眼下6寸。正坐，屈膝90度角，手心对髌骨，手指朝向下，无名指指端处向下量3寸。

取穴原理：上巨虚是大肠的下合穴，调整肠胃效果较佳。

推拿方法：用拇指或食指指腹垂直用力按压上巨虚穴3秒钟后放松，重复操作10次，以有酸痛感为度。

▶ 按压下巨虚穴

取穴窍门：小腿前外侧，足三里下6寸，距胫骨前缘1横指（中指）处。

取穴原理：下巨虚是小肠的下合穴，对于调整小肠运化吸收有独到的疗效。

推拿方法：两手食指指腹端垂直用力按压2～3分钟。

▶ 按压天枢穴

取穴窍门：在腹部，脐中左右各旁开2寸。

取穴原理：可对腹部气血进行局部调整，缓解腹痛。

推拿方法：用食指或拇指的指腹按压天枢穴，同时向前挺出腹部并缓慢吸气，上身缓慢向前倾并呼气，反复做5次。

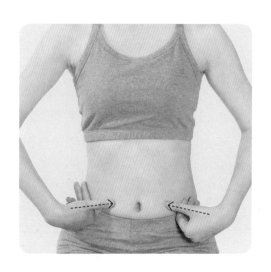

腹泻

腹泻是一种常见症状，是指排便次数明显超过平日习惯的频率，粪质稀薄，水分增加。腹泻常伴有排便急迫感、肛门不适、失禁等症状。

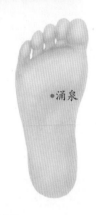

●涌泉

症状表现

腹泻可同时伴有呕吐、发热、腹痛、腹胀、黏液便、血便等症状。伴有发热、腹痛、呕吐等常提示急性感染；伴大便带血、贫血、消瘦等须警惕肠癌；伴腹胀、食欲差等须警惕肝癌；伴水样便则须警惕霍乱弧菌感染。

推拿调理处方
▶ 摩神阙穴
▶ 按揉足三里穴
▶ 擦涌泉穴
▶ 按压上巨虚穴

病因病机

1.细菌感染：人们若食用了被大肠杆菌、沙门菌、志贺氏菌等细菌污染的食品，或饮用了被细菌污染的饮料后就可能发生肠炎或菌痢，出现不同程度的腹痛、腹泻、呕吐、发热等症状。

2.消化不良：饮食无规律、进食过多、进食不易消化的食物，或者由于胃动力不足导致食物在胃内滞留，引起腹胀、腹泻、恶心、呕吐、反酸、烧心、嗳气等症状。

3.饮食贪凉：夏天，很多人喜欢吃冷食，喝凉啤酒，结果可导致胃肠功能紊乱，肠蠕动加快，引起腹泻。

4.食物中毒：由于患者进食被细菌及其毒素污染的食物，或摄食未煮熟的扁豆等引起的急性中毒性疾病。

5.肠道疾病：如急慢性细菌性肠炎、肠结核、血吸虫病、大肠癌等病症。

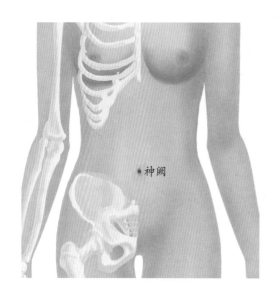

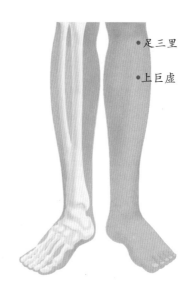

◗ 摩神阙穴

取穴窍门：肚脐的正中央即神阙穴。

取穴原理：适用于泻痢，对治疗腹泻有很好的疗效。

推拿方法：将双手搓热，一只手掌盖住肚脐，另一只手在其上进行摩压按揉，然后两只手交换进行，共做3分钟。

◗ 按掐足三里穴

取穴窍门：在小腿前外侧，外膝眼下3寸，距胫骨前缘1横指（中指）处。

取穴原理：是胃经的要穴，能够调理胃肠功能，防治腹泻。

推拿方法：用拇指指端按掐足三里穴，一掐一松，以有酸胀、发热感为度，连做36次，两侧交替进行。

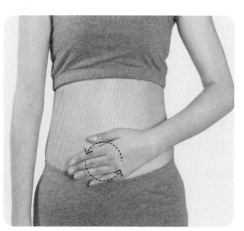

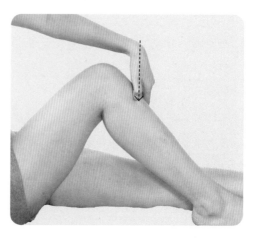

▶ 擦涌泉穴

取穴窍门：屈足蜷趾，前脚掌最凹陷处即涌泉穴。

取穴原理：是肾经的重要穴位，可改善腹泻症状。

推拿方法：用左手小鱼际擦右侧足底涌泉穴2分钟，再换右手小鱼际擦左侧足底涌泉穴2分钟，以有热感为度。

▶ 按压上巨虚穴

取穴窍门：外膝眼下6寸。正坐，屈膝90度角，手心对髌骨，手指朝向下，无名指指端处向下量3寸。

取穴原理：上巨虚是大肠的下合穴，调整肠胃效果较佳。

推拿方法：用拇指或食指指腹垂直用力按压上巨虚穴3秒钟后放松，重复操作10次，以有酸痛感为度。

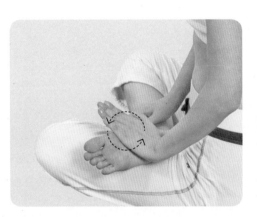
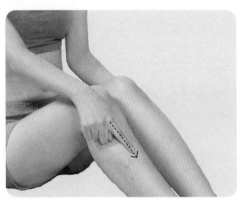

♦ 注意事项

1. 急性腹泻期需暂时禁食，必要时由静脉输液，以防失水过多而脱水。

2. 当排便次数减少，症状缓解后，可改为低脂流质饮食，或低脂少渣、细软易消化的半流质饮食，如大米粥、藕粉糊、烂面条等。

3. 当腹泻基本停止后，可供给低脂少渣半流质饮食或软食。如面条、粥、烂米饭、瘦肉泥等。少量多餐，以利于消化。

4. 腹泻期间不宜食用粗粮、生冷瓜果、凉拌菜等。此外，韭菜、芹菜、辣椒、烈酒、芥末、肥肉、油酥点心等也不宜食用。

发热

发热又称发烧，人体腋下的正常体温是36.0～37.0℃，高于37℃就是发热。引起发热的原因有很多，包括感冒、风湿、结核、慢性炎症、免疫力低下等。另外，长期精神紧张、情绪不稳定也可引起体温中枢紊乱，导致发烧。

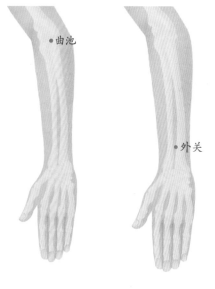

病因病机

1.感染性疾病：如感冒、肺炎、支气管炎、疟疾等。这些疾病由细菌、病毒、原虫等感染而引起。

2.非感染性疾病：中暑，肿瘤，免疫性疾病，如红斑狼疮、类风湿病等。

症状表现

高热时面色潮红，皮肤烫手，口渴咽干，精神不振，饮食不佳，呼吸和脉搏加快。有的病人嗜睡，重者出现昏迷、抽搐。

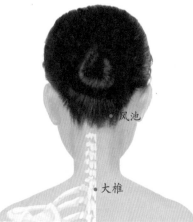

推拿调理处方
▷ 掐按曲池穴
▷ 按揉大椎穴
▷ 按压风池穴
▷ 按揉外关穴

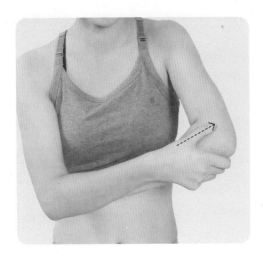

◗ 掐按曲池穴

取穴窍门：将手肘内弯约成直角，肘弯横纹尽头处凹陷即曲池穴。

取穴原理：本穴是治疗发热的特效穴，可清热祛湿。

推拿方法：拇指弯曲，用指尖掐按曲池穴1～3分钟，以有酸痛感为度。

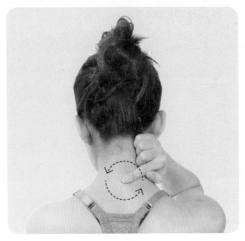

◗ 按揉大椎穴

取穴窍门：低头时，摸到颈后突起最高处下方凹陷即大椎穴。

取穴原理：大椎穴是人体所有阳经汇聚之处，可抵御外邪，治疗外感表证的风寒发热。

推拿方法：用食指按揉颈后的大椎穴，以皮肤发热、发红为度。

◗ 按压风池穴

取穴窍门：颈部耳后发际下的凹窝内，相当于耳垂平齐的位置即风池穴。

取穴原理：具有清热、疏风、解表的功效，可起到退热的作用。

推拿方法：双手抱拢头部，用双手拇指或食指指腹按压两侧的风池穴约1分钟，以有酸、胀、麻感觉为度，以感到局部发热为止。

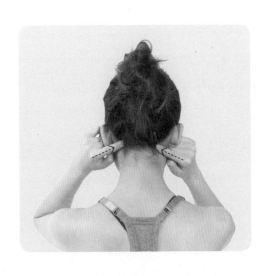

◗ 按揉外关穴

取穴窍门： 在前臂背侧，手腕横皱纹向上3指宽处，与腕掌面内关穴相对。

取穴原理： 有清热解表、通经活络的作用，可有效降低体温。

推拿方法： 用拇指指端用力按揉1分钟。

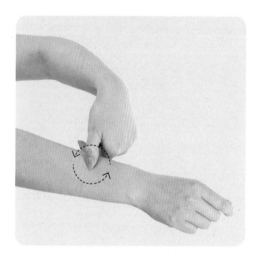

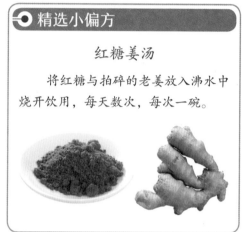

◉ 精选小偏方

红糖姜汤

将红糖与拍碎的老姜放入沸水中烧开饮用，每天数次，每次一碗。

● 注意事项

1. 保证摄入充足的水分和热量，以粥、牛奶、豆浆、菜汤、水果汁等易消化且营养丰富的食物为主。

2. 发热时体内水分的流失会加快，应多喝水，以白开水、矿泉水为主。不要饮用含酒精或咖啡因的饮料。

3. 不宜食用难消化而油腻的食品，如油炸食品。

4. 宜食用富含维生素的食物，如新鲜水果及蔬菜。

5. 吃些葱、生姜、大蒜、醋等，可辅助治疗发热。

6. 卧床休息，以利于恢复体力，早日康复。

7. 尽量避免穿过多的衣服或盖厚重的棉被，因为这样会使身体不容易散热而加重发热的不适感。

胃痛

胃痛，又称胃脘痛，指上腹胃脘部疼痛。导致胃痛的原因有过度紧张、饮食无规律、吃饱后马上工作或运动、酗酒、嗜辣、常吃不易消化的食物等。

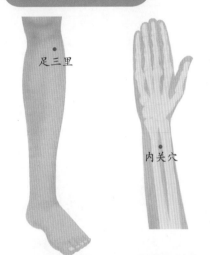

足三里

内关穴

病因病机

1.由于忧思恼怒致肝气失调，横逆犯胃引起胃部疼痛。

2.由于脾不健运、胃失和降而导致胃功能失调。

3.工作过度紧张、食无定时、吃饱后马上工作或运动、饮酒过多、吃辣过度、经常进食难消化的食物等不良生活习惯也会引起胃痛。

症状表现

1.**实证**：胃脘部暴痛，痛势较剧，痛处拒按，饥时痛减，纳食后痛增。

2.**虚证**：胃脘部疼痛隐隐，痛处喜按，空腹痛甚，纳食后痛减。

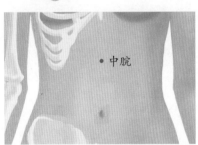

中脘

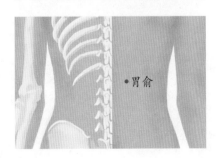

胃俞

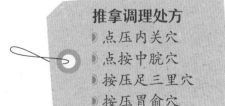

推拿调理处方
- 点压内关穴
- 点按中脘穴
- 按压足三里穴
- 按压胃俞穴

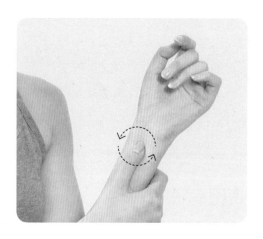

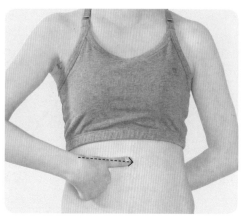

点压内关穴

取穴窍门： 一手握拳，腕掌侧突出的两筋之间距腕横纹3指宽的位置即内关穴。

取穴原理： 适用于消化不良或其他原因引起的胃痛。

推拿方法： 用一只手的拇指，稍用力向下点压对侧手臂的内关穴后，保持压力不变，继而旋转揉动，以产生酸胀感为度。

点按中脘穴

取穴窍门： 腹部前正中线上，从肚脐中央向上量4寸即中脘穴。

取穴原理： 对各种原因引起的胃痛均有一定的缓解作用。

推拿方法： 用拇指指腹点按中脘穴，用力均匀，有一定力度，若感到指下有胃蠕动感或听到肠鸣音更佳。

按压足三里穴

取穴窍门： 在小腿前外侧，外膝眼下3寸，距胫骨前缘1横指（中指）处。

取穴原理： 可用于治疗消化系统疾病，包括消化不良、胃胀、胃痛等症。

推拿方法： 两手拇指指腹端垂直用力按压，或将手掌打开，握住腿部，用拇指按压。

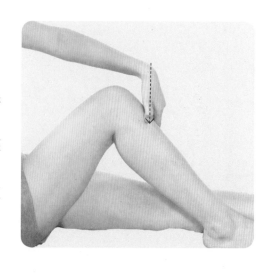

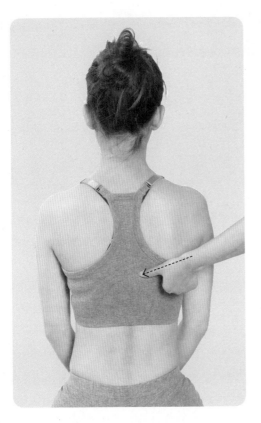

❒ 按压胃俞穴

取穴窍门：背部中央稍下方，第12胸椎棘突，其下左右各旁开1.5寸。

取穴原理：能够调理胃肠功能，对治疗胃痛有较好的作用。

推拿方法：取卧位，双手拇指同时用力按压或揉压左右两侧穴位，按压1~2分钟。

⊙ 精选小偏方

生姜陈皮水

生姜、陈皮各10克，放入砂锅内，加适量水烧开，煎煮10分钟即可。一次饮一杯（约150毫升），一天饮2～3次，可治胃痛。

● 注意事项

1. 吃饭要有规律，定时定量，间隔时间要合理，帮助胃酸分泌形成规律。
2. 胃痛的病人应少食多餐，平时应少吃或不吃零食，以减轻胃的负担。
3. 尽量少吃干硬食物及油腻难以消化的食物，宜多喝粥。
4. 不宜过度劳累，可进行适当的体育运动。
5. 应该保持心情舒畅，少忧少虑，少怒少欲，因为胃病与情绪关系密切，大喜大悲都会加重病情。
6. 避免长期服用可引起胃肠道反应的药物，如感冒药、消炎止痛药等。
7. 尽量不吸烟、不喝酒。
8. 注意胃部保暖，避免因受寒而引发胃部疼痛不适。

随 症 加 减

饮食伤胃

症状：脘腹胀痛，打嗝有酸腐气，呕吐不消化食物，呕吐后疼痛减轻。

取穴与部位：中脘、天枢、脾俞、胃俞、大肠俞、足三里、胃脘部。

推拿方法：

1. 用掌摩法在胃脘部做顺时针方向摩腹，以腹部感到发热为佳。
2. 按揉中脘、天枢穴，每穴2分钟。
3. 用拇指按揉脾俞、胃俞、大肠俞、足三里穴，每穴1分钟，以感到酸胀为佳。

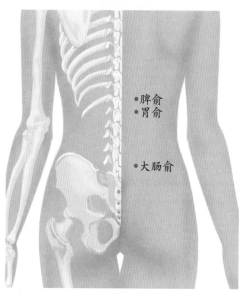

脾俞
胃俞

大肠俞

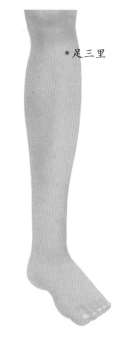

足三里

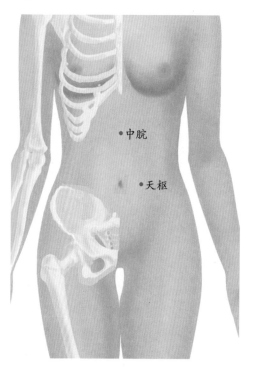

中脘

天枢

肝气犯胃

症状：因情志不爽发病，胃脘胀满，脘痛连胁，打嗝频繁，大便不爽。

取穴与部位：膻中、章门、期门、肝俞、胆俞、膈俞、胁肋部、天突至中脘部。

推拿方法：

1. 用推法或按揉法，自天突向下至中脘穴往返治疗，重点在膻中、章门、期门穴，时间约为5分钟。

2. 稍用力按揉肝俞、胆俞、膈俞，每穴1分钟。

3. 用两手手掌搓揉胁肋部，上下往返搓揉。时间1～2分钟。

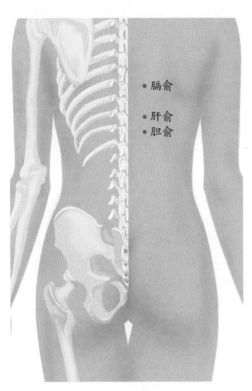

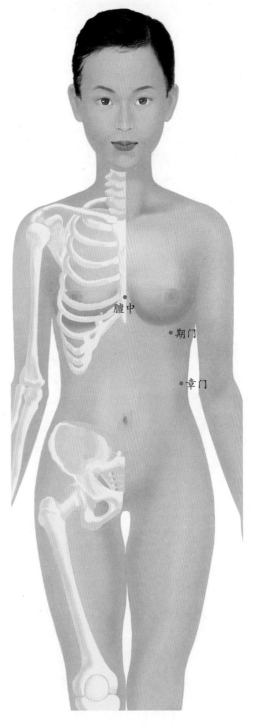

随症加减

脾胃虚弱

症状：胃部隐隐作痛，喜温喜按，空腹时疼痛，吃饭后则疼痛减轻，神疲倦怠，手足凉。

取穴与部位：足三里、上巨虚、阴陵泉、胃脘部、腹部。

推拿方法：

1. 按揉足三里、上巨虚、阴陵泉各穴，时间约5分钟，以感到发热为佳。
2. 在胃脘部顺时针方向摩腹2分钟，配合掌振法，然后在腹部以逆时针方向摩腹3分钟。

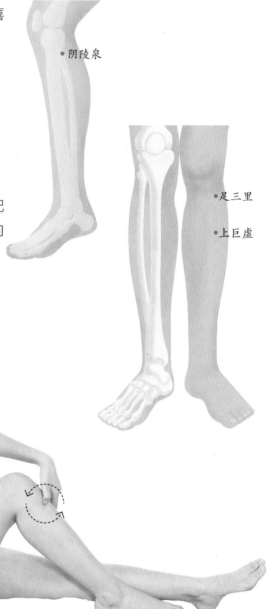

• 阴陵泉

• 足三里

• 上巨虚

慢性胃炎

慢性胃炎是由各种病因引起的胃黏膜慢性炎症，是常见病，分为浅表性胃炎和萎缩性胃炎两种。其症状是上腹疼痛，食欲减退，餐后饱胀，进食不多但觉过饱。症状常因冷食、硬食、食辛辣或其他刺激性食物而引发或加重。

病因病机

1.长期情志不遂或急躁易怒，致肝气郁结，肝气犯脾，脾失健运，胃脘失和，而发为本病。

2.饮食不节，饥饱失常，饮食过冷或过热、过粗糙坚硬，喜食辛辣刺激性食物，长期大量地饮酒或吸烟，饮浓茶、咖啡等，使脾胃受损，脾胃虚弱而无力运化水湿、水谷，导致食积胃脘，湿阻中焦，而发为本病；或饮食不节致胃中积热耗伤胃津，胃脘失和而发为本病。

3.过食寒凉，寒邪伤中，或外感寒湿之邪，困阻脾土，以致脾胃升降失调而发为本病。

症状表现

持续性上腹部疼痛、饱胀、烧灼感，进食后症状加重。伴有嗳气、反酸、恶心、呕吐、食欲不振、进食易饱等症状，常反复发作。

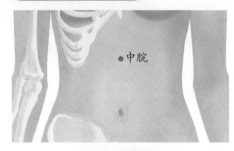

●中脘

●足三里

●上巨虚

●公孙

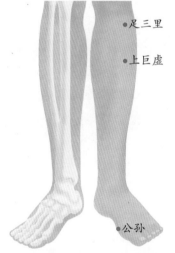

推拿调理处方
- 点按中脘穴
- 按压足三里穴
- 按压公孙穴
- 按压上巨虚穴

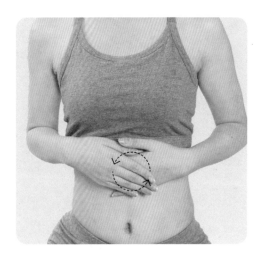

◗ 点按中脘穴

取穴窍门：腹部前正中线上，从肚脐中央向上量4寸即中脘穴。

取穴原理：有通肠胃、助消化的功效，配合胃俞治疗慢性胃病有较好的疗效。

推拿方法：用拇指指腹点按中脘穴，然后用手掌以顺时针方向推拿，用力均匀，有一定力度，若感到指下有胃蠕动感或听到肠鸣音更佳。

◗ 按压公孙穴

取穴窍门：足内侧缘，第1跖骨基底部的前下方。

取穴原理：有健脾胃、调冲任的作用，适用于急慢性胃肠炎及其他消化系统疾病。

推拿方法：以拇指或食指指端反复按压公孙穴，稍有疼痛感即可。

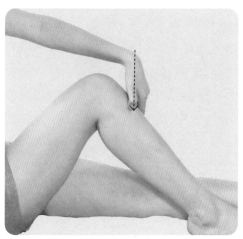

◗ 按压足三里穴

取穴窍门：在小腿前外侧，外膝眼下3寸，距胫骨前缘1横指（中指）处。

取穴原理：足三里是人体极重要的保健穴位，对于脾胃功能具有良好的双向调节作用。

推拿方法：以两手拇指指腹端垂直用力按压，或将手掌打开，握住腿部，用拇指按压1~2分钟。

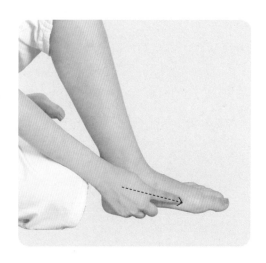

◗ 按压上巨虚穴

取穴窍门：外膝眼下6寸。正坐，屈膝90度角，手心对髌骨，手指朝下，无名指指端处向下量3寸。

取穴原理：增强胃肠蠕动，促进胃肠消化液的分泌。

推拿方法：用拇指或食指指腹垂直用力按压上巨虚穴3秒钟后放松，重复操作10次，以有酸痛感为度。

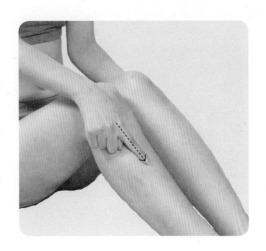

● 注意事项

1. 注意保暖。秋凉之后，昼夜温差较大，慢性胃炎病人要特别注意胃部的保暖，适时增添衣服，夜晚睡觉时盖好被褥，以防因腹部着凉而引发胃痛。

2. 不吃过冷、过烫、过硬、过辣、过黏的食物，忌暴饮暴食，戒烟戒酒。服药时应注意服用方法，除遵医嘱必须餐前或空腹服用的药物外，其他药最好饭后服用，以防刺激胃黏膜而导致病情恶化。

3. 保持愉快的心情。慢性胃病的发生、发展与人的情绪、心态密切相关。平时要注意保持愉快的心情，避免紧张、焦虑、恼怒等不良情绪。

4. 适当锻炼身体，肠胃病患者要根据自己的体质，进行适度的运动锻炼，以提高机体抗病能力。

◯ 精选小偏方

口腔运动

先空口反复鼓动两边腮部，然后上下齿轻轻相叩，再配合舌尖做轻舔上腭、舌头摩擦口腔内侧的牙龈、舌头在舌根的带动下在口腔内前后蠕动等运动，可以增加口腔内的唾液分泌，增强消化能力。

头痛是一种临床常见的症状，通常将局限于头颅上半部，包括眉弓、耳轮上缘和枕外隆突连线以上部位的疼痛统称头痛。许多疾病均可引起头痛，中医认为头痛可分为外感和内伤两大类。外感头痛多因感受风、寒、湿、热等外邪所致，而以风邪为主；内伤头痛与肝、脾、肾三脏功能失调或受损有关。此外，外伤跌仆、久病入络致气滞血瘀、脉络瘀阻，亦可导致头痛。

病因病机

1.起居不慎，坐卧当风，致感受风寒湿热等外邪，外邪上犯头部，阻遏清阳之气，气血不畅，不通则痛。

2.情志抑郁不畅，致肝气失于疏泄，络脉失于条达而拘急头痛；或平素急躁易怒，气郁化火，肝阴损耗，肝阳上亢，上扰清阳而发为头痛。

3.平素饮食不节，嗜食肥甘厚味，或劳伤脾胃，以致脾胃虚弱，脾不能运化输布水谷津液，痰湿内生，上蒙清窍而发头痛；或痰瘀痹阻脑脉，气血不畅，脉络失养而发头痛。

4.先天不足，或劳欲伤肾，或年老，或久病不愈，或产后、失血之后，导致气血亏虚，不能荣养脑脉，髓海不充，引发头痛；或外伤跌仆，血脉瘀阻，脉络失养而致头痛。

症状表现

以头痛为主要表现，表现为前额、额颞、巅顶、顶枕部，甚至全头部疼痛。头痛性质多种多样，常见胀痛、闷痛、隐痛、跳痛、刺痛、撕裂样痛、电击样疼痛、针刺样痛，或头痛如裂，部分患者伴有血管搏动感及头部紧箍感，以及恶心、呕吐、头晕等症状。程度有轻有重，疼痛时间有长有短。

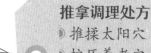

推拿调理处方
▶ 推揉太阳穴
▶ 按压养老穴
▶ 按压攒竹穴
▶ 点揉风池穴

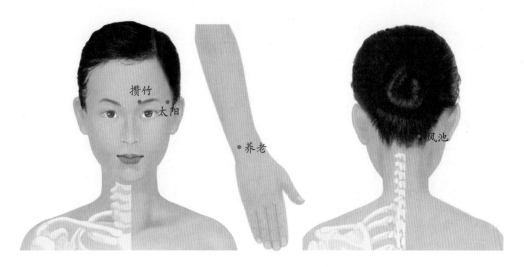

◗ 推揉太阳穴

取穴窍门：头部侧面，眉梢和外眼角中间向后1横指凹陷中即太阳穴。

取穴原理：太阳穴有疏通脑部经络、去虚火、清脑明目的作用，可改善头痛症状。

推拿方法：用两拇指外侧自前向后直推两侧太阳穴30～50次，再用食指指腹逆时针方向揉30～50次。

◗ 按压养老穴

取穴窍门：前臂背面，靠近手背，在小指侧，在手腕突出的骨头近心端拇指侧的凹陷处即养老穴。

取穴原理：有清头明目、舒筋活络的作用，对缓解头痛有一定的功效。

推拿方法：用另一只手的拇指指腹端按压养老穴30～50次。

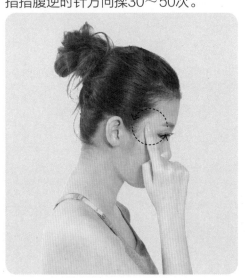

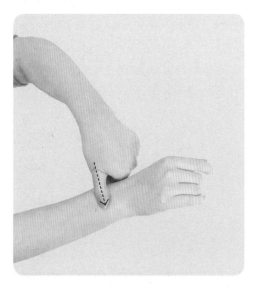

◖ 按压攒竹穴

取穴窍门：眉毛内侧边缘凹陷处即攒竹穴。

取穴原理：有清热明目、祛风通络的作用，可缓解头痛、眶上神经痛。

推拿方法：双目闭合，用双手的食指指腹稍用力，按压攒竹穴1分钟。

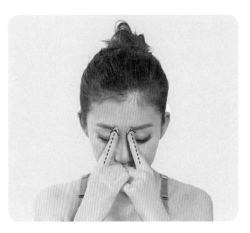

◖ 点揉风池穴

取穴窍门：颈部耳后发际下的凹窝内，相当于耳垂平齐的位置即风池穴。

取穴原理：增加大脑供血，以缓解头痛、头晕、眼花、耳鸣等症状。

推拿方法：闭目放松，用双手食指指腹用力点揉两侧风池穴1～2秒钟后，放松，再点按1～2秒钟，如此反复操作1分钟，闭目1分钟再缓缓睁开眼睛。

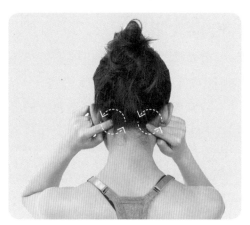

● **注意事项**

1. 外感头痛患者应饮食清淡，慎用补虚之品，宜食有助于疏风散邪的食物，如葱、姜、豆豉、藿香、芹菜、菊花等；风热头痛者宜多吃绿豆、萝卜、藕、梨等具有清热作用的食物。
2. 应禁烟、禁酒、禁喝浓茶。
3. 避免长时间面对电脑或连续用脑，应劳逸结合。

随 症 加 减

风寒头痛

症状：多因受寒引起，痛连项背，恶风寒，喜裹头。

取穴与部位：肩井、大椎、肺俞、风门、头面部、颈项部、背部。

推拿方法：

1. 用小鱼际在项部、背部按揉，约5分钟。

2. 按揉肺俞、风门、肩井等穴及头面部，每处半分钟左右。

3. 擦项背部膀胱经，横擦大椎，以感觉发热为宜。

风热头痛

症状：头痛且发胀，甚至头痛如裂，面红耳赤，咽喉肿痛。

取穴与部位：大椎、肩井、肺俞、风门、曲池、合谷、项背部。

推拿方法：

1. 推项背部膀胱经，然后再拍击膀胱经，以皮肤潮红为宜。

2. 按揉大椎、肺俞、风门、曲池、合谷穴，每个穴位半分钟。

3. 用拇指与食指、中指拿肩井1分钟。

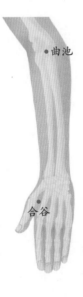

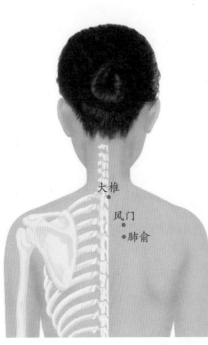

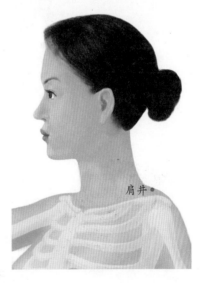

风湿头痛

症状：头痛如裹，肢体疲倦，身体发热易出汗。

取穴与部位：印堂、大椎、风池、肩井、合谷、项部、背部。

推拿方法：

1. 提捏印堂、项部皮肤，以皮肤潮红为宜。
2. 拍击背部膀胱经，以皮肤潮红为宜。
3. 按揉大椎、风池穴，每穴半分钟，拿肩井、合谷穴，每穴各半分钟。

气虚头痛

症状：头部绵绵作痛，时发时止，劳累头痛加剧，倦怠懒言。

取穴与部位：脾俞、肝俞、膈俞、肾俞、足三里、督脉。

推拿方法：

1. 推擦督脉，以皮肤潮红为宜。
2. 按揉脾俞、肝俞、膈俞、肾俞、足三里等穴，每穴半分钟。

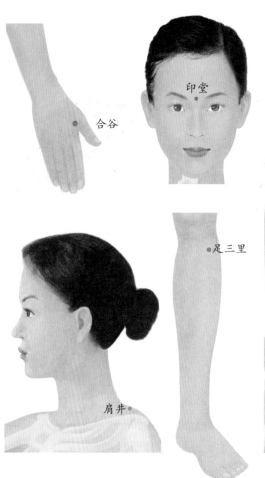

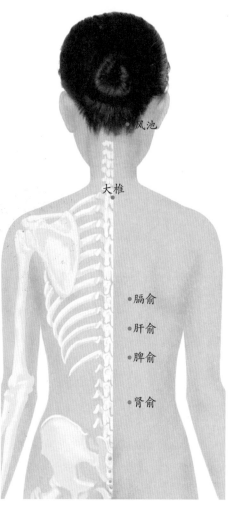

血虚头痛

症状：头痛而晕，面色苍白，易疲劳，心悸气短。

取穴与部位：中脘、气海、关元、脾俞、心俞、膈俞、足三里、督脉、腹部。

推拿方法：

1. 逆时针摩腹3分钟，以腹部有温热感为佳，按揉中脘、气海、关元，以透热为佳。

2. 横擦背部脾俞所在位置，直擦背部督脉，以透热为度。

3. 按揉心俞、膈俞、足三里，以感到酸胀为佳。

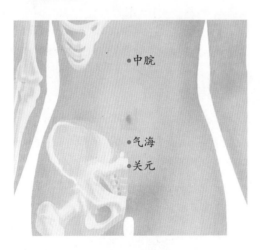

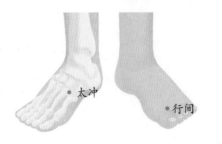

肾虚头痛

症状：头痛而空，腰酸腿软，耳鸣目眩，遗精带下。肾阳虚表现为四肢发冷；肾阴虚表现为口干少津。

取穴与部位：气海、关元、肾俞、命门、腰骶部、太冲、行间、涌泉、背部、督脉、腹部。

推拿方法：

1. 肾阳虚者逆时针、顺时针摩腹各2分钟，并按揉气海、关元穴；直擦背部督脉，再横擦肾俞、命门、腰骶部，以透热为佳。

2. 肾阴虚者用梳法推拿头部胆经穴位，两侧交替进行；按揉太冲、行间穴，每穴半分钟；擦涌泉穴，以感觉发热为度。

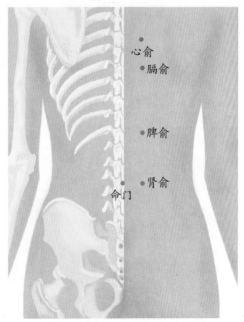

耳鸣

耳鸣是指人们在没有任何外界条件刺激下所产生的异常声音感觉，常常是耳聋的先兆，因听觉功能紊乱而引起。由耳部病变引起的常与耳聋或眩晕同时存在，由其他因素引起的则可不伴有耳聋或眩晕。

病因病机

1.由耳部疾病引起。外耳疾病如外耳道炎、耵聍栓塞、外耳异物等，中耳的急慢性炎症、鼓膜穿孔、耳硬化症，以及内耳的梅尼埃综合征、听神经瘤等，都可引起耳鸣。

2.血管性疾病可能引发耳鸣，如颈静脉球体瘤，以及耳内小血管扩张、血管畸形、血管瘤等，来自静脉病变的耳鸣多为嘈杂声，来自动脉病变的耳鸣与脉搏的搏动相一致。

3.其他一些全身性疾病也可引起耳鸣，如自主神经功能紊乱、脑供血不足、中风前期、高血压、低血压、贫血、糖尿病、营养不良等。

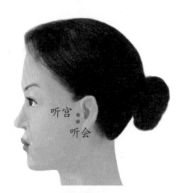

听宫
听会

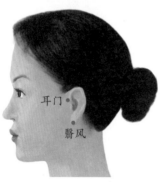

耳门
翳风

症状表现

耳鸣的音调可高可低，常描述为如蝉鸣、哨音、汽笛声、隆隆声、风声、拍击声等。有的表现为间断性，有的表现为持续性，有的还伴有听力下降、眩晕等症状。

推拿调理处方
- 按压听宫穴
- 按压听会穴
- 按压耳门穴
- 按揉翳风穴

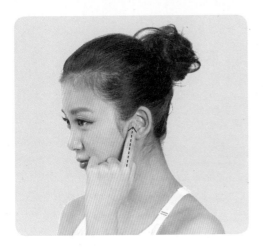

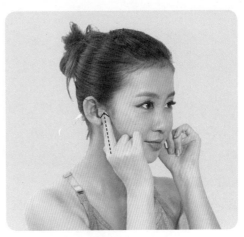

◗ 按压听宫穴

取穴窍门：耳屏正中的前方，耳屏与下颌关节之间，张口时的凹陷处即听宫穴。

取穴原理：加速内耳血液循环，促进气血运行，维持内耳血液、神经的正常功能。

推拿方法：微微张嘴，用食指或中指指腹缓缓用力按压听宫穴1～3分钟。

◗ 按压听会穴

取穴窍门：在耳屏间切迹的前方，下颌骨髁突的后缘，张口时的凹陷处即听会穴。

取穴原理：疏通耳朵的气血运行，改善耳鸣和听力下降的症状。

推拿方法：微微张嘴，用食指指腹缓缓用力按压听会穴1～3分钟。

◗ 按压耳门穴

取穴窍门：耳屏上缘的前方，耳屏上切迹与下颌骨髁突之间，张口时的凹陷处即耳门穴。

取穴原理：促进气血运行，改善耳的听觉功能。

推拿方法：用双手食指指腹按压耳门穴1～3分钟，以有酸胀感为度。

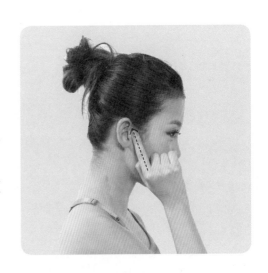

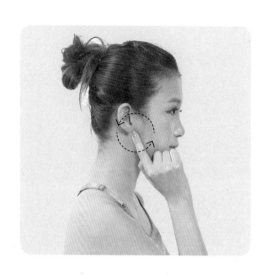

◗ 按揉翳风穴

取穴窍门：头部偏向一侧，将耳垂下压，其所覆盖范围中的凹陷处即翳风穴。

取穴原理：促进耳内血液循环，改善听神经功能。

推拿方法：张口，用双手食指指腹缓缓用力按揉翳风穴1～3分钟。

● 注意事项

1. 注意心理状态的调节，多通过与朋友聚会、交流等方式来释放工作上的压力。
2. 忌饮浓茶、咖啡、可可、酒等刺激性饮料，以避免中枢神经兴奋造成耳鸣。
3. 饮食要尽量清淡，少吃油腻食品和甜食。
4. 保证生活规律，避免经常熬夜。
5. 调整自己的生活节奏，多培养一些爱好，来分散自己对耳鸣的关注。
6. 避免在强噪声环境下长时间逗留或过多地接触噪声。
7. 避免或慎用耳毒性药物，如庆大霉素、卡那霉素等氨基糖苷类抗生素。

◉ 精选小偏方

震天鼓法

将两手掌心紧贴两耳，除拇指外的四指对称横按在枕部，两中指相接触，再将两食指分别置于两中指上面，然后将食指从中指上用力滑下，重重地叩击脑后枕部，耳内会响起如击鼓一样的声音。先左手24次，后右手24次，最后两手同时叩击48次，每天可多次施行。

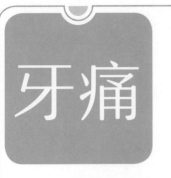

牙痛是口腔疾患的常见病症。龋齿、牙髓炎、根尖周围炎、冠周炎及牙本质过敏等疾病均可引起牙痛。急性牙髓炎表现为间歇性疼痛，夜间加重，病人不能明确指出患牙位置；急性根尖周炎表现为持续性疼痛，病人不能正确指出患牙位置；急性冠周炎表现为明显的牙龈红肿。

病因病机

1.感受风热外邪，外邪循阳明经上炎入齿，而引起牙痛。

2.饮食不节，肠胃郁热，又嗜食辛辣煎炸食物，胃火炽盛，循经上炎而引起牙痛。

3.年老体虚或肾阴亏损患者，虚火上炎而致牙痛。

症状表现

牙痛可因冷、热、酸、甜等刺激而发作或加重，可伴有牙龈红肿、牙龈出血、牙齿松动、龋齿、咀嚼困难等。

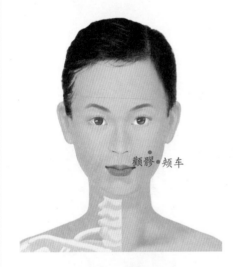

颧髎　颊车

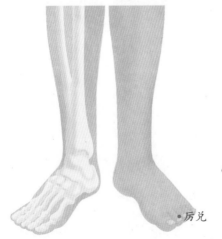

厉兑

推拿调理处方

▷ 按压颧髎穴
▷ 按揉厉兑穴
▷ 按揉合谷穴
▷ 按揉颊车穴

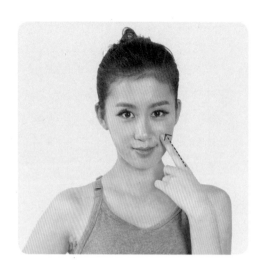

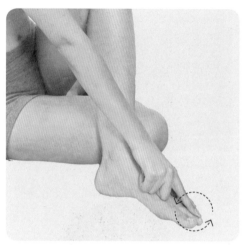

◗ 按压颧髎穴

取穴窍门：面部，目外眦直下，平鼻翼下缘，能触摸到颧骨下缘的位置即颧髎穴。

取穴原理：清胃热，适用于胃热引起的牙痛。

推拿方法：用食指或中指指腹用力按压颧髎穴1～3分钟，以有胀麻感为度。

◗ 按揉厉兑穴

取穴窍门：在足部第2趾末节外侧，距指甲根角0.1寸。

取穴原理：作用于三叉神经，抑制其对疼痛的传递，对于上齿痛尤其有效。

推拿方法：用食指指尖用力按揉一侧脚的厉兑穴1～3分钟，以略感疼痛为度，然后换另一侧脚。

◗ 按揉合谷穴

取穴窍门：一手拇指弯曲，另一手虎口分开，弯曲的拇指指间关节横纹卡在另一只手张开的虎口缘处，自然落下，拇指尖处。

取穴原理：促进血液循环，能舒缓牙痛、鼻塞、头晕等症状。

推拿方法：用左手的大拇指指腹按揉右手的合谷穴200下，再用右手的大拇指指腹按揉左手的合谷穴200下。

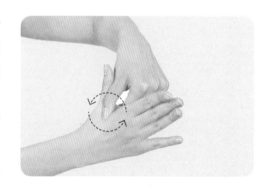

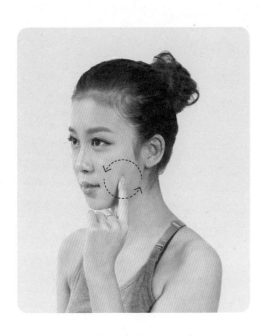

◗ 按揉颊车穴

取穴窍门：面部，下颌角前上方一横指（中指），咬牙时面颊部绷紧隆起的肌肉最高点即颊车穴。

取穴原理：疏通阳明经气血，减轻胃经郁火所致的牙痛。

推拿方法：用食指或中指指腹按揉颊车穴1～3分钟，以有酸胀感为度。

● 注意事项

1. 注意口腔卫生，养成早晚刷牙、饭后漱口的良好习惯。
2. 睡前不吃糖，以及饼干等淀粉类食物。
3. 不要吃过硬的食物；少吃过酸、过冷、过热的食物。
4. 忌烟、酒，不宜多食湿热性食物，如牛肉、羊肉等。
5. 保持乐观的心态和良好的情绪。
6. 发现蛀牙要及时治疗。
7. 定期洗牙，清除牙结石。牙结石如果不及时清除，会长期刺激牙龈，导致牙龈红肿，引起牙龈的慢性炎症。

◎ 精选小偏方

二冬粥

取麦冬50克、天冬50克、大米100克。将麦冬、天冬洗净切碎，与大米一同放入砂锅，加适量水煮烂成粥，适宜于虚火牙痛者。

肩周炎

肩周炎是肩关节周围肌肉、韧带、肌腱、滑囊、关节囊等软组织损伤、退变而引起的一种慢性无菌性炎症。中医认为肩周炎的形成有内因、外因两个因素。内因多是年老体弱、肝肾不足、气血亏虚；外因多是风寒湿邪、外伤及慢性劳损。

病因病机

1.年老体虚，正气不足，营卫渐虚，气血不足，筋失濡养，而发为肩周炎。

2.肩周局部感受风寒，或汗出当风，或睡卧露肩，感受风寒湿邪，经脉拘急，导致局部气血运行不畅，而发为本病。

3.习惯偏侧而卧，或慢性劳损导致肩周局部气血运行不畅，气血瘀滞，而发为本病。

4.外伤后恶血停聚于肩周肌肉筋骨之间，气血运行不畅，易受风寒湿邪侵犯，恶血与外邪侵袭则发为本病。

推拿调理处方
》 旋推肩髃穴
》 拿捏肩髎穴
》 按揉肩贞穴
》 按压天宗穴

症状表现

1.**疼痛**：其疼痛性质多为酸痛或钝痛。早期，肩部疼痛剧烈，肿胀明显，疼痛可扩散至同侧颈部和整个上肢。后期，肩部疼痛减轻，但局部活动障碍显著。

2.**活动障碍**：病程越长，活动障碍越明显。常不能完成穿衣、洗脸、梳头、触摸对侧肩部等动作。肩关节上举、后伸、外展、内旋动作受限制。

3.**肌肉萎缩**：病程较久者，由于疼痛和废用，出现肩部肌肉广泛性萎缩，以三角肌最为明显，但疼痛感明显减轻。

4.**怕冷**：肩周炎患者肩部怕冷，不少患者终年用棉垫包肩，即使在暑天，肩部也不耐风吹。

5.**压痛**：大多数患者在肩关节周围可触到明显的压痛点，压痛点多在肱二头肌长头肌腱、肩峰下滑囊、喙突、冈上肌附着点等处。

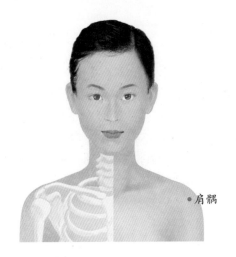

•肩髃

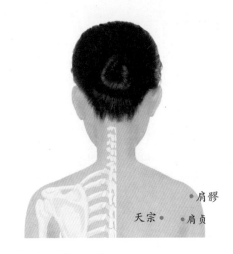

•肩髎

天宗•　•肩贞

🌓 旋推肩髃穴

取穴窍门：屈臂外展，肩峰外侧缘呈现前后两个凹陷，前面的凹陷即肩髃穴。

取穴原理：促进气血循环，改善气血瘀滞引起的酸痛、僵硬等症状。

推拿方法：将右手搭到左肩，拇指指端按在肩髃穴上，其他四指尽量展开，抓牢肩部，掌心紧贴肌肉，用拇指旋转推拿，其余4指抓提肩部，之后用左手采用同样的方法推拿右肩，各3～5分钟。

🌓 拿捏肩髎穴

取穴窍门：屈臂外展，肩峰后下方的凹陷处即肩髎穴。

取穴原理：通经活络，对臂痛不能举、胁肋疼痛等症状，有明显的缓解和治疗作用。

推拿方法：用左手拇指、食指和中指拿捏右侧肩髎穴，之后再用右手拿捏左侧肩髎穴，各3～5分钟。

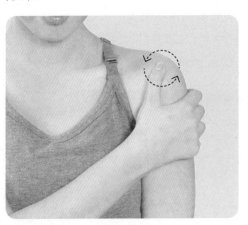

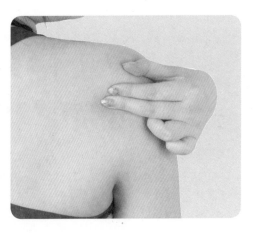

按揉肩贞穴

取穴窍门：双臂互抱，双手伸向腋后，中指指腹所在的腋后纹头上1寸即肩贞穴。

取穴原理：促使局部气血通畅、循环加快，减轻肩部疼痛。

推拿方法：用中指指腹按揉两侧的肩贞穴各1～3分钟。

按压天宗穴

取穴窍门：肩胛区，肩胛冈中点与肩胛骨下角连线上1/3与下2/3交点凹陷中。

取穴原理：调节神经功能，改善局部血液循环，促进病变组织的新陈代谢，消除局部软组织的无菌性炎症。

推拿方法：以拇指按压两侧天宗穴各2～3分钟，以有酸、胀、痛感为度。

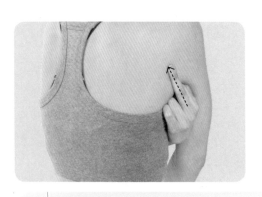
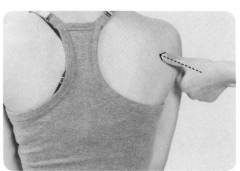

注意事项

1. 切忌吃生冷或寒凉的食物，因为生冷或寒凉食品能刺激肌肉收缩，从而诱发或加重病情。
2. 注意睡眠姿势，以仰卧为宜，并且避免在睡眠过程中将肩部暴露在外。
3. 注意起居，避免在阴冷、潮湿的居室中居住，避免风直吹肩部。

● 精选小偏方

热敷姜葱泥

取老生姜、葱头各250克，捣烂成泥，用小火炒热后加高度白酒，再炒片刻。睡前趁热敷在疼痛处，再用毛巾或布条包紧。第二天早上取下，到晚上再将其炒热继续敷用。

腰腿痛

腰腿痛是常见的病症，指腰部、腰骶和骶髂部间歇性或连续性疼痛，有的患者伴有下肢部的感应痛或放射痛。发生腰腿痛的人以体力劳动者多见。导致腰腿痛的病因复杂，包括脊柱、脊神经、脊椎旁软组织和内脏等疾病。

病因病机

腰腿痛的病因复杂，有先天性的，有外伤、身体功能退变造成的，还有心理因素引起的腰腿痛。此外，还有很多疾病可引起腰腿痛。

损伤：骨折与脱位、韧带劳损、腰肌劳损、腰椎间盘突出症、腰椎滑脱、肾挫伤等。

退变：腰椎骨关节炎、小关节紊乱、骨质疏松、腰椎管狭窄、黄韧带肥厚、内脏下垂等。

炎症：脊柱结核、化脓性骨髓炎、强直性脊柱炎、类风湿性关节炎、血管炎、神经炎、脊髓炎、消化性溃疡、胰腺炎、尿路结石等。

肿瘤：转移癌、血管瘤、骨巨细胞瘤、脊索瘤、脊髓及神经根肿瘤、胰腺癌、盆腔肿瘤等。

发育及姿势异常：隐性脊椎裂、脊柱侧凸、脊髓脊膜膨出、血管畸形、游走肾等。

症状表现

1.根据起病急缓大致可分为急性腰腿痛和慢性腰腿痛。

急性腰腿痛：疼痛突然发生，多数较剧烈。

慢性腰腿痛：疼痛持续发生，多数程度较轻，或时重时轻。

2.根据疼痛的性质分为钝痛、酸痛、胀痛、麻痛、放射痛、牵涉痛、扩散痛、持续性痛、间歇性痛、阵发性痛等。

推拿调理处方

▷ 按揉肾俞穴
▷ 按压环跳穴
▷ 按压委中穴
▷ 揉按腰眼穴

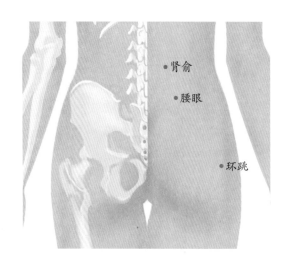
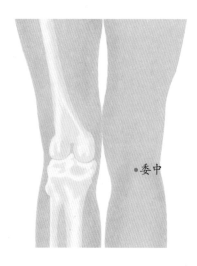

◗ 按揉肾俞穴

取穴窍门：两侧肩胛骨下缘的连线与脊柱相交处为第7胸椎，往下数7个突起的骨性标志（即棘突），其下左右各旁开1.5寸处即肾俞穴。

取穴原理：增加肾脏的血流量，改善肾功能，缓解肾虚所致的腰腿痛。

推拿方法：用两手拇指按揉双侧肾俞穴，至出现酸胀感且腰部微微发热为止。

◗ 按压环跳穴

取穴窍门：臀部，股骨大转子最凸点与骶管裂孔连线的外1/3与内2/3交点处。

取穴原理：疏通气血，减轻气血瘀滞所致的腰腿疼痛。

推拿方法：拇指弯曲，用拇指关节用力按压环跳穴1～3分钟，以有酸胀感为度。

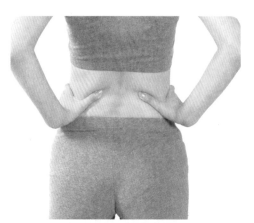
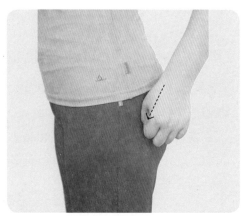

◗按压委中穴

取穴窍门：膝盖后面凹陷中央，腘横纹的中点即委中穴。

取穴原理：有较好的镇痛作用。

推拿方法：用两手拇指端按压两侧委中穴，以稍感酸痛为度，一压一松为1次，连做10～20次。

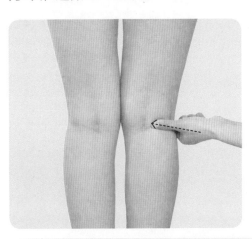

◗揉按腰眼穴

取穴窍门：腹部两侧明显突起的骨性标志（即髂前上棘）的连线与腰椎相交处是第4腰椎，其棘突下左右各旁开3.5寸凹陷处即腰眼穴。

取穴原理：改善腰部血液循环，提高肌肉的灵活性，防治腰腿痛。

推拿方法：两手轻握拳，用拳眼或拳背轻轻揉按腰眼穴1～3分钟。

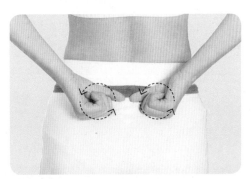

注意事项

1. 注意腰部姿势，尽量避免腰部过度用力，弯腰及提、搬物体时应十分小心。
2. 劳逸结合，不可过度劳累，避免久坐。
3. 积极参加体育锻炼，增强体质。
4. 补充钙质，避免缺钙引起腰腿痛。
5. 节制饮食，控制体重，减轻对腿部的压力。

⬤ 精选小偏方

盐醋热敷

取适量食盐放入铁锅内爆炒，然后取适量陈醋洒入盐内，边洒边搅拌均匀，醋洒完后再略炒一下，倒在布包内，趁热敷于腰腿部疼痛处。通常每次热敷15～20分钟，每日热敷1～2次。

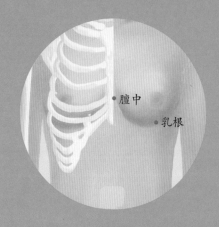

膻中

乳根

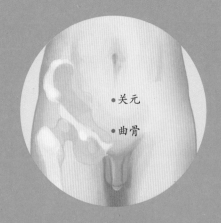

关元

曲骨

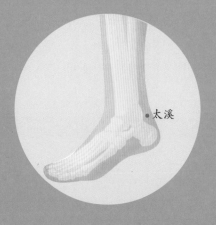

太溪

第6章

为感情加分

——夫妻推拿消除难言之隐

生活中，常有一些疾病成为影响夫妻感情的『罪魁祸首』。其中有些疾病求医问药，都效果不佳。那么，请试试推拿，它可以解决大多数夫妻的难言之隐。

月经不调

月经不调也称月经失调，多表现为月经周期改变，月经量增多或减少，严重时还会导致闭经，引起月经失调的原因有很多，如精神压抑、受寒着凉、吸烟、酗酒、电磁波辐射等。

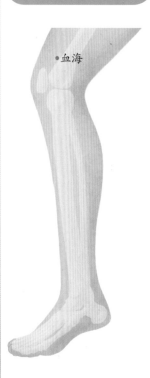

病因病机

1.月经先期，由于气虚不固或热扰冲任，致冲任不固，经血失于制约，月经提前而至。

2.月经后期，精血不足或邪气阻滞，血海不能按时满溢，遂致月经后期。

3.月经先后无定期，肾虚、脾虚、肝郁导致冲任气血不调，血海蓄溢失常，遂致月经先后无定期。

症状表现

月经周期异常改变，伴有经量、经色、经质的异常。

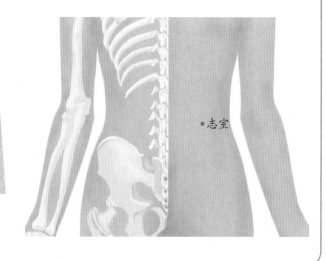

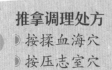

推拿调理处方
▶ 按揉血海穴
▶ 按压志室穴

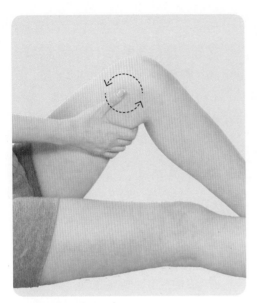

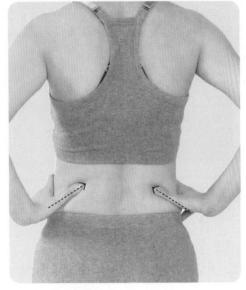

◗ 按揉血海穴

取穴窍门：大腿内侧，髌底内侧端上面约3指宽的肌肉隆起处。

取穴原理：具有活血化瘀、通络止痛的作用，可改善月经不调的症状。

推拿方法：用拇指指腹按揉两侧血海穴各5分钟，以有酸胀感为宜。

◗ 按压志室穴

取穴窍门：位于腰部，在第2腰椎棘突下方，左右各旁开3寸处。

取穴原理：对治疗月经不调有较好的作用。

推拿方法：取站位，两手叉腰，用拇指端按压或揉压2～3分钟。

◉ 精选小偏方

山楂姜枣汤

将山楂50克、生姜15克、红枣15枚一同放入锅中，加适量清水煎煮。每日1剂，分2次服用。具有活血化瘀、温经止痛、行气导滞的作用，适用于经寒血瘀型月经不调、痛经。

痛经

痛经是指妇女在经期及其前后，出现小腹或腰部疼痛，甚至痛及腰骶。每随月经周期而发，严重者可伴恶心呕吐、冷汗淋漓、手足厥冷，甚至昏厥。中医认为，痛经多因气滞血瘀、寒湿凝滞、气血虚损所致。

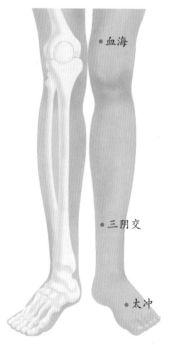

病因病机

1.气血不足，胞宫失于濡养，不荣则痛，故使痛经发作。

2.情绪不佳，气滞血瘀，致使胞宫的气血运行不畅，不通则痛。

3.感受寒邪，或过食寒凉生冷，致使寒凝血瘀，不通则痛。

4.素有湿热内蕴，或感受湿热之邪，致气血凝滞不畅，不通则痛。

症状表现

经期或经行前后，周期性小腹疼痛，伴有腹部和乳房胀痛，或痛及腰骶部位，甚至出现面色苍白、恶心呕吐、剧痛晕厥。

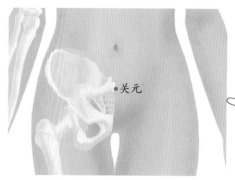

推拿调理处方
❱ 按揉血海穴
❱ 按揉三阴交穴
❱ 按揉太冲穴
❱ 按摩关元穴

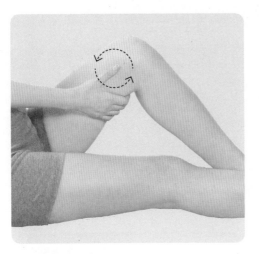

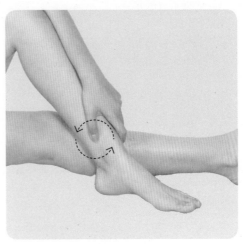

◗ 按揉血海穴

取穴窍门：大腿内侧，髌底内侧端上面约3指宽的肌肉隆起处。

取穴原理：改善子宫功能，起到活血调经的作用。

推拿方法：用拇指指腹按揉两侧血海穴各5分钟，以有酸胀感为宜。

◗ 按揉三阴交穴

取穴窍门：小腿内侧，内踝尖上3寸，胫骨内侧缘后方。

取穴原理：调节肝、脾、肾三脏，达到气血流通、经气畅行的效果。

推拿方法：用拇指指腹用力环形按揉三阴交穴，以局部感觉酸胀微痛为度，每次10分钟。

◗ 按揉太冲穴

取穴窍门：在足背部，从第1、第2趾间沿第1跖骨内侧向小腿方向触摸，摸到凹陷处即太冲穴。

取穴原理：加速血液循环，防治血瘀引起的痛经，快速缓解疼痛。

推拿方法：用左手拇指指腹按揉右太冲穴，以有酸胀感为宜，1分钟后再换右手拇指指腹按揉左太冲穴1分钟。

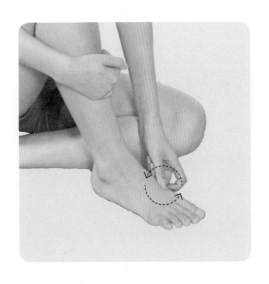

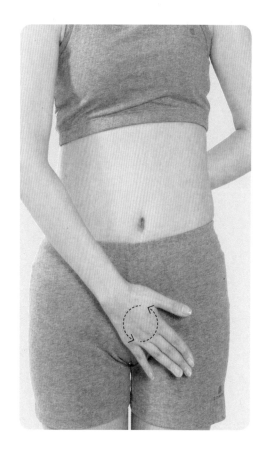

◖按摩关元穴

取穴窍门：从肚脐正中央向下量3寸处。

取穴原理：培补元气，调理气血，可改善痛经、腹泻等症状。

推拿方法：以关元为圆心，用手掌逆时针或顺时针方向摩动3～5分钟，然后按压关元穴3分钟。

⟳ 精选小偏方

盐包热敷

取250克生盐放锅内炒热，用布包好，温熨脐部及小腹部，每日3次，每次热敷20～30分钟。连敷数日，在痛经开始时使用，至疼痛消失为止。

◦ 注意事项

1. 注意并讲究经期卫生，经前期及经期少吃生冷和辛辣食物。
2. 避免过甜或过咸的食物，多吃蔬菜、水果、鸡肉、鱼肉，并尽量少食多餐。
3. 在月经前及月经期间，增加钙及镁的摄取量。
4. 远离咖啡、茶、可乐等含咖啡因的饮品。
5. 尽量不喝酒。
6. 使身体保持温暖，避免受凉。
7. 消除对痛经的紧张、恐惧心理，解除思想顾虑，保持心情愉快。可以适当参加劳动和运动，但要避免劳累。

随 症 加 减

气滞血瘀

症状：经期或经前期小腹胀痛，月经量少，紫黯有块，块下则疼痛减轻，胸胁乳房胀痛。

取穴与部位：章门、期门、太冲、行间、胁肋部。

推拿方法：

1. 用拇指点按章门、期门、太冲、行间等穴，每穴约1分钟。
2. 用两手手掌揉搓胁肋部，以感到发热为佳。

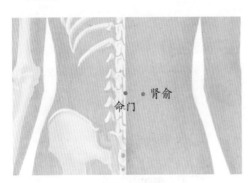

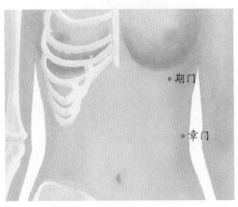

寒凝血瘀

症状：经前或经期小腹冷痛，甚至牵连腰背疼痛，得热则疼痛减轻，月经量少，畏寒，四肢凉，面色青白。

取穴与部位：阴陵泉、命门、肾俞、督脉。

推拿方法：

1. 用拇指按揉阴陵泉穴1分钟。
2. 按揉命门穴，以局部感到温热为佳，时间2～3分钟。
3. 用鱼际直擦背部督脉，横擦腰部肾俞、命门穴，各10～20次，以感觉发热为佳。

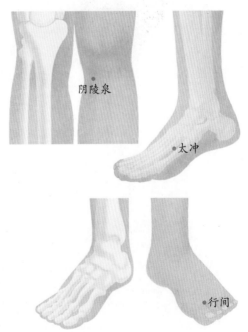

乳腺增生

乳腺增生是内分泌失调引发乳腺结构失常的一种妇科常见病。乳腺增生临床表现：乳房胀痛，触摸乳房可发现大小不一的结节或肿块，质地软韧、无粘连，呈圆形或椭圆形，可活动。患者常伴有头晕、烦躁、易怒、咽干、口苦等症状。

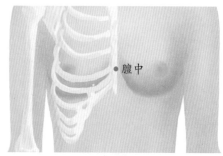

膻中

病因病机

1.情志忧郁，肝气不舒，致肝气郁结，气机阻滞而致；或思虑伤脾，脾失健运，痰浊内生，痰凝、气血瘀滞，阻于乳络而发。

2.冲任失调，经脉不畅，痰浊凝结乳房而发。

症状表现

以单侧或双侧乳房出现大小不等、形态不一、边界不清、推之可动的肿块为特征，伴胀痛或触痛。

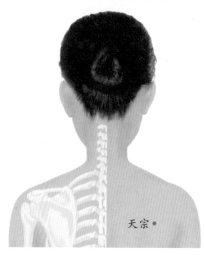

天宗

推拿调理处方

❶ 按揉膻中穴
❶ 按压肩井穴
❶ 按压天宗穴

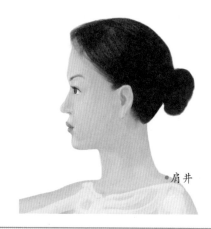

肩井

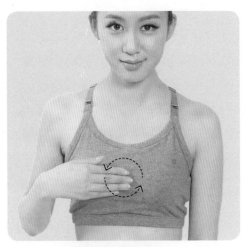

▶ 按揉膻中穴

取穴窍门：胸部前正中线上，平第4肋间，两乳头连线的中点。

取穴原理：膻中穴有软坚散结、活血通络、散气解郁的功效，治疗乳腺增生效果较好。

推拿方法：用拇指指腹或食指指腹轻轻按揉膻中穴1～3分钟。

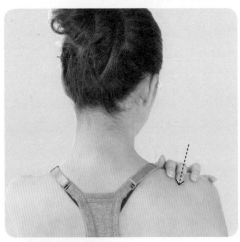

▶ 按压肩井穴

取穴窍门：肩胛区，第7颈椎棘突与肩峰最外侧点连线的中点。

取穴原理：有活血通络、止痛的作用，对乳腺增生的疗效较好。

推拿方法：用食指或中指按压肩井穴1～3分钟，以有酸胀感为度。

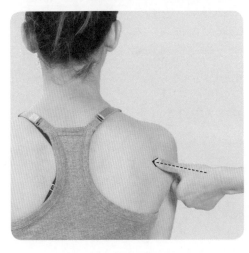

▶ 按压天宗穴

取穴窍门：肩胛区，肩胛冈中点与肩胛骨下角连线上1/3与下2/3交点凹陷中。

取穴原理：有舒筋活络、理气消肿的功效，对乳腺增生的疗效较好。

推拿方法：用拇指或食指指腹按压天宗穴1～3分钟，以有酸、麻、胀感为度。

盆腔炎

盆腔炎是指女性盆腔生殖器官及其周围组织的炎症。该炎症可局限于一个部位，也可同时累及几个部位，主要包括子宫内膜炎、输卵管炎、输卵管卵巢脓肿、盆腔腹膜炎。按其发病过程，临床表现可分为急性与慢性两种，是妇女常见病之一。

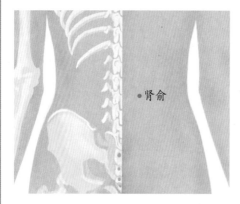

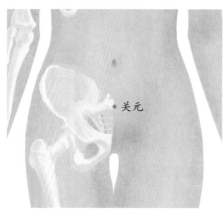

病因病机

1.经期卫生不良：若不注意经期卫生，使用不洁的卫生巾和护垫，经期盆浴、经期性交等均可使病原体侵入而引起炎症。

2.邻近器官的炎症直接蔓延：较常见的是阑尾、腹膜发炎引发盆腔炎，由于它们与女性内生殖器官毗邻，炎症可能直接蔓延而引起盆腔炎症。

3.产后或流产后感染：分娩后产妇体质虚弱，宫颈口因有残血浊液流出，未及时关闭，宫腔内有胎盘的剥离面，或分娩造成产道损伤，病原体乘虚侵入宫腔内，容易引起感染。

症状表现

可有下腹痛伴发热，若病情严重可有寒战、高热、食欲不振等症状。

推拿调理处方
- 按揉肾俞穴
- 按摩关元穴

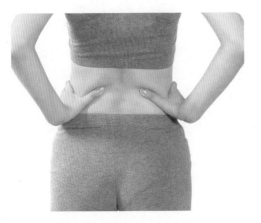

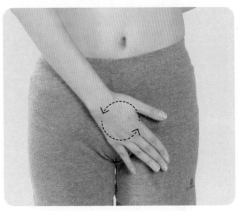

▶ 按揉肾俞穴

取穴窍门： 两侧肩胛骨下缘的连线与脊柱相交处为第7胸椎，往下数7个突起的骨性标志（即棘突），其下左右各旁开1.5寸处即肾俞穴。

取穴原理： 可滋阴补肾、顺气化湿、调节内分泌，能有效缓解盆腔炎带来的不适症状。

推拿方法： 用两手拇指按揉双侧肾俞穴，至出现酸胀感且腰部微微发热为止。

▶ 按摩关元穴

取穴窍门： 肚脐中央向下量3寸即关元穴。

取穴原理： 可调理气血、滋肾祛湿、利水通络，对治疗盆腔炎有很好的疗效。

推拿方法： 以关元穴为圆心，左手掌或右手掌逆时针及顺时针方向摩动各3～5分钟，然后，用食指或中指指腹按压3分钟。

● 注意事项

1. 注意饮食调理，宜食用高蛋白、高维生素的营养饮食，包括瘦肉、猪肝、豆腐、鸡肉、水果、蔬菜等。

2. 每天可用温热物品热敷小腹部。有促进炎症消除、加快血液循环、缓解组织粘连、改善局部营养的作用。

3. 劳逸结合，适当锻炼身体，如太极拳、跑步等，可以促进疾病痊愈。

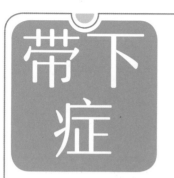

带下症

带下症是指白带量多，或色、质、气味发生异常，并伴有全身或局部症状的一种病症。患者除了白带增多外，可伴有外阴瘙痒、头痛、口苦、精神疲倦、食欲缺乏、大便溏泻、腰痛如折、腿软无力、小腹冷痛等症状。

推拿调理处方
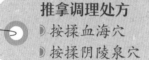
▷ 按揉血海穴
▷ 按揉阴陵泉穴

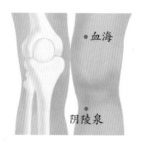

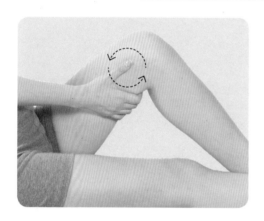

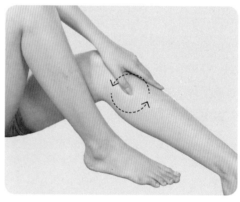

▷ 按揉血海穴

取穴窍门： 大腿内侧，髌底内侧端上面约3指宽的肌肉隆起处。

取穴原理： 可改善子宫功能，对白带异常有较好的辅助治疗作用。

推拿方法： 用拇指指腹按揉两侧血海穴各5分钟，以有酸胀感为宜。

▷ 按揉阴陵泉穴

取穴窍门： 小腿内侧，从膝关节往下摸，至胫骨内侧髁下方与胫骨内侧缘之间的凹陷处。

取穴原理： 具有益肾调经、通经活络的作用，可治疗生殖系统疾病。

推拿方法： 用拇指指腹按揉阴陵泉穴3～5分钟，以有酸胀感为度。

产后缺乳

产后乳汁少或完全无乳，称为缺乳。乳汁的分泌与乳母的精神、情绪、营养状况、休息和劳动都有关系。乳汁过少可能是由乳腺发育较差、产后出血过多或情绪欠佳等因素引起，感染、腹泻、便溏等也可使乳汁缺少，或乳汁不能畅流。

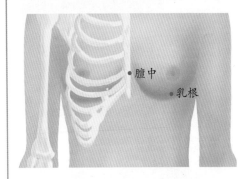

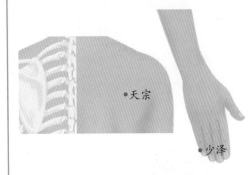

病因病机

1.气血虚弱：身体气血亏虚，或脾胃素虚，气血生化无源，复因分娩失血耗气，致气血亏虚，乳汁化生乏源，因而乳汁甚少或无乳可下。

2.肝郁气滞：平日常抑郁，或产后情志不遂，肝失调达，气机不畅，乳络不通，乳汁运行不畅。

3.痰浊阻滞：素体肥胖，痰湿内盛，或产后摄食膏粱厚味，脾失健运，聚湿成痰，痰气阻滞乳脉乳络，遂致缺乳。

症状表现

气血虚弱型：乳汁少或全无，乳汁清稀，乳房柔软无胀痛，面无光泽，头晕乏力，脉象虚弱，舌少苔。

肝郁气滞型：乳汁少或全无，乳汁浓稠，乳房胀痛，胸胁胀闷不舒，食欲不振，微热，心烦。

推拿调理处方

- 按揉膻中穴
- 点按少泽穴
- 按压天宗穴
- 按揉乳根穴

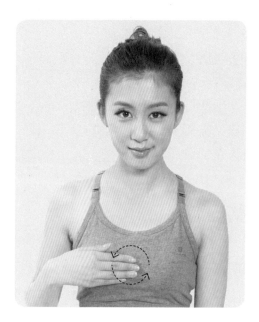

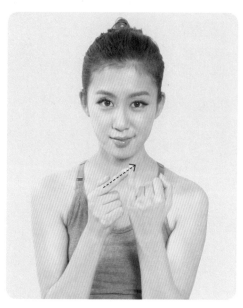

◗ 按揉膻中穴

取穴窍门：两乳头连线的中点，平第4肋间处即膻中穴。

取穴原理：疏通乳络，促进乳汁的分泌和排出。

推拿方法：用食指或中指指腹按揉膻中穴1～3分钟。

◗ 点按少泽穴

取穴窍门：小指外侧指甲根角旁开0.1寸处即少泽穴。

取穴原理：提高乳汁分泌量，维持催乳素水平。

推拿方法：用食指指甲点按少泽穴1分钟。

◗ 按压天宗穴

取穴窍门：肩胛区，肩胛冈中点与肩胛骨下角连线上1/3与下2/3交点凹陷中。

取穴原理：促进气血运行，通乳，增加乳汁分泌。

推拿方法：用拇指或食指指腹按压天宗穴1～3分钟，以有酸、麻、胀感为度。

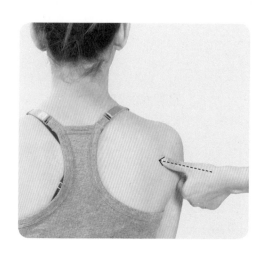

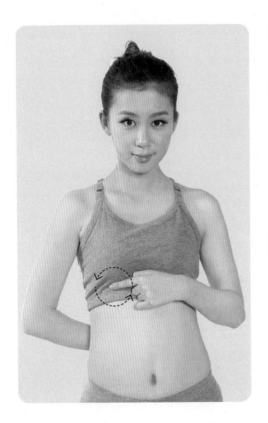

◗ 按揉乳根穴

取穴窍门：乳头直下，乳房的根部，当第5肋间隙，距前正中线4寸。

取穴原理：疏通局部气血，促进乳汁分泌。

推拿方法：用食指或中指指腹按揉乳根穴1~3分钟，以不感疼痛为度。

◉ 精选小偏方

花生鲫鱼汤

取鲫鱼肉200克和花生米100克，分别洗净，放入锅内，加适量清水煮汤，待花生和鲫鱼熟烂时，用少量盐调味食用，每日1次。坚持服用，可促进乳汁分泌，治疗产后乳汁缺乏。

● 注意事项

1. 养成良好的哺乳习惯，按需哺乳，勤哺乳。让孩子吸空一侧乳房后再吸另一侧，若未吸空，应将多余的乳汁挤出。
2. 保证产妇有充足的睡眠和足够的营养，但饮食不要太过滋腻。
3. 少食多餐，多食新鲜蔬菜、水果，多饮汤水，多食催乳食物，如花生、红枣、丝瓜、豆腐等。
4. 饮食应保证热量供给，不宜在产后过早开始减肥，以免过度减轻体重而影响乳汁的分泌。
5. 产妇宜保持乐观、舒畅的心情，避免过度的精神刺激。
6. 因身体疾病确实需要服药时，应告知医生正在哺乳期，避免使用影响泌乳的药物。

更年期综合征

女性更年期综合征是由于卵巢功能减退而垂体分泌相对过多的促性腺激素，引起自主神经功能紊乱，从而出现月经变化、面色潮红、心悸、失眠、乏力、抑郁、多虑、情绪不稳定、易激动、注意力难集中等一系列症状。

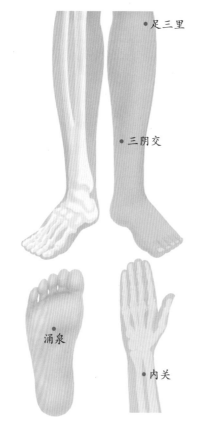

• 足三里

• 三阴交

涌泉

• 内关

病因病机

1.素体阴虚血少，绝经前天癸将竭，肾气渐衰，精血衰少，复加忧思失眠，营阴暗损，或房事不节，精血耗伤，或失血大病，阴血耗伤，肾阴更虚，脏腑失养，遂致更年期综合征。

2.素体虚弱，肾阳虚衰，绝经前后肾气更虚，复加大惊卒恐，或房事不节，损伤肾气，命门火衰，脏腑失于温养，遂致更年期综合征。

推拿调理处方

◗ 按揉涌泉穴
◗ 按揉足三里穴
◗ 按压三阴交穴
◗ 点揉内关穴

症状表现

月经紊乱，面部潮红，烘热汗出，烦躁易怒，心悸失眠，头晕耳鸣，甚至情志异常。

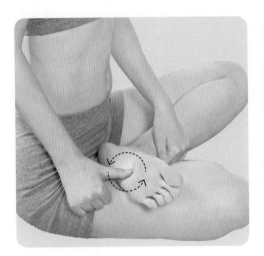

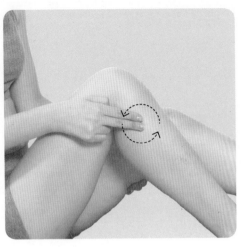

▶ 按揉涌泉穴

取穴窍门：屈足蜷趾，前脚掌最凹陷处即涌泉穴。

取穴原理：清利头目，缓解头晕、失眠等更年期症状。

推拿方法：将手掌搓热，用一手拇指或食指指腹适当用力按揉对侧足部涌泉穴1分钟。

▶ 按揉足三里穴

取穴窍门：在小腿前外侧，外膝眼下3寸，距胫骨前缘1横指（中指）处。

取穴原理：调整更年期自主神经功能紊乱。

推拿方法：将食指与中指并拢，中指指尖放在同侧足三里穴上，适当用力按揉1分钟。

▶ 按压三阴交穴

取穴窍门：小腿内侧，内踝尖上3寸，胫骨内侧缘后方。

取穴原理：增强卵巢功能，促进促性腺激素的正常分泌。

推拿方法：一手拇指按在三阴交穴上，用力按压1分钟。

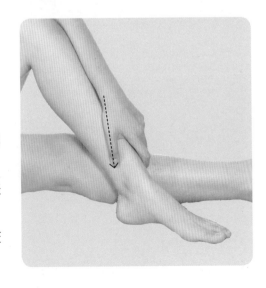

◗ 点揉内关穴

取穴窍门：一手握拳，腕掌侧突出的两筋之间距腕横纹3指宽的位置即内关穴。

取穴原理：调整心律，舒缓心悸、胸闷症状，并疏通气血，使更年期综合征患者面色红润。

推拿方法：用拇指指腹点揉内关穴1～3分钟，以有麻胀感为度。

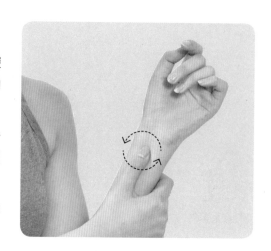

• **注意事项**

1. 应有充分的思想准备，及时发现更年期综合征的信号，并采取必要的治疗措施。

2. 努力保持情绪稳定，陶冶自己的情操，遇事不烦、不急、不怒，切不可焦虑不安。

3. 注意营养摄取，采取低热量、低脂肪、低糖类、高蛋白、高维生素的饮食原则。

4. 坚持适当的体育锻炼，选择合适的运动项目，并做到循序渐进、量力而行和持之以恒。

5. 饮食起居要有规律，劳逸适度，保证充足的睡眠时间，并适当节制性生活。

◉ 精选小偏方

醋泡黑豆

将适量黑豆洗净后装于罐内，倒入米醋浸没黑豆，放置阴凉处或冰箱冷藏保存10天后即可食用。每次吃5粒黑豆，1日3次，饭后嚼碎咽下。有利于缓解更年期综合征的症状。

前列腺炎

前列腺炎是指前列腺特异性和非特异性感染所致的急慢性炎症。急性前列腺炎多表现为会阴或耻骨上区域有重压感，久坐或排便时加重，且向腰部、下腹、背部及大腿等处放射，还伴有乏力、发热、尿急、尿频、终末血尿或尿道排出脓性分泌物。慢性前列腺炎可出现排尿不适、会阴和肛门处坠胀或疼痛等症状。

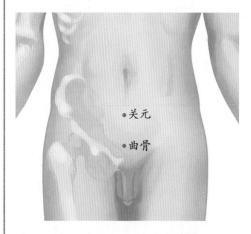

●关元

●曲骨

病因病机

1.外感湿热毒邪，或内伤酒食，酿生湿热，留于精室，下注膀胱。

2.劳累过度，房事不节，或年老久病、体弱，致脾肾亏虚。脾虚则中气不足，气虚下陷，精微下渗；肾虚则下元不固，失于固摄。

症状表现

急性前列腺炎：尿频，尿急，尿痛，会阴部坠胀，疼痛，伴有头痛、高热、恶寒、终末血尿或尿道排出脓性分泌物、食欲不振、精神萎靡。

慢性前列腺炎：尿急、尿频，排尿有灼热感，会阴和肛门处坠胀或疼痛。患者会出现性功能障碍。

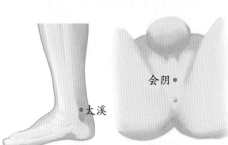

会阴 ●

●太溪

推拿调理处方

◗ 点揉会阴穴

◗ 按摩关元穴

◗ 推拿曲骨穴

◗ 按揉太溪穴

◗ 点揉会阴穴

取穴窍门：男性在阴囊根部与肛门连线的中点。

取穴原理：活血化瘀，有利气血运行，缓解前列腺充血。

推拿方法：两手掌搓热后，用中指尖和无名指尖点揉会阴穴20次。早晚各做一次，以略有酸胀和发热感为度。

◗ 推拿曲骨穴

取穴窍门：在下腹部，前正中线上，耻骨联合上缘的中点处。

取穴原理：是生殖系统保健的特效穴位，可用来治疗前列腺炎引起的小便不畅。

推拿方法：双手搓热，一手盖住肚脐，另一手在曲骨穴上推拿1～2分钟。

◗ 按摩关元穴

取穴窍门：从肚脐正中央向下量3寸处。

取穴原理：补肾壮阳，改善肾虚引起的小便滴沥不尽、尿痛等症状。

推拿方法：以关元为圆心，用手掌逆时针及顺时针方向摩动各3～5分钟，然后按压关元穴3分钟。

◗ 按揉太溪穴

取穴窍门：足内踝尖和跟腱（脚后跟往上，足踝后部粗大的肌腱）之间的凹陷中。

取穴原理：可清利湿热、滋阴壮阳，常用来治疗泌尿及生殖系统疾病。

推拿方法：用对侧手的拇指按揉太溪穴3分钟，以有酸胀感为度。

● 注意事项

1. 生活起居要有规律；保证充足的睡眠；同时要节制性生活，不可过度。
2. 经常做户外运动，尤其是做一些提肛收臀的动作，可促进会阴部的血液循环，促使炎症消散。
3. 饮食宜清淡，多吃蔬菜和水果，不要吃油腻、辛辣食物。
4. 睡前可进行热水坐浴，对促进炎症消退和缓解疼痛症状有益。

早泄

早泄是男性较为常见的性功能障碍性疾病，是指男性在性交之始便已射精，阴茎也自然随之疲软并进入不应期的现象。主要分为两种类型：心理性早泄和器质性早泄。

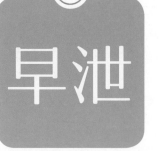

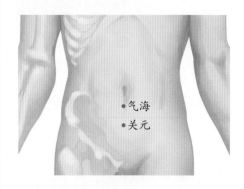

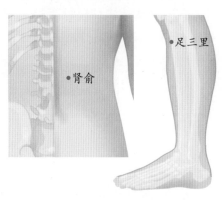

病因病机

1.有些人对性交时射出的精液看得特别重，担心性生活会损害身体，从而导致憋精等不良习惯，反而造成早泄。

2.有些人对性知识缺乏，对性器官有神秘感，在社会交往中与女性交流少，与女性在一起过于拘谨和羞怯，易紧张恐慌造成早泄。

3.长期手淫容易养成匆忙射精的习惯，有的人手淫频率过高，造成生殖器官长期充血，久而久之，导致早泄。

4.夫妻关系不融洽易致早泄。

症状表现

1.阴茎进入阴道前或接触阴道后立即射精，以致不能进行正常的性交。

2.性交时间少于1分钟即射精，致使性功能正常的女性至少在50%的性交机会中得不到满足。

推拿调理处方
◗ 按摩关元穴
◗ 推拿肾俞穴
◗ 按压足三里穴
◗ 按压气海穴

按摩关元穴

取穴窍门：从肚脐正中央向下量3寸即关元穴。

取穴原理：具有补肾壮阳、温通经络的作用，对治疗男性遗精、阳痿、早泄、性功能低下有较好的疗效。

推拿方法：以关元为圆心，左或右手掌逆时针及顺时针方向摩动各3～5分钟，然后按压关元穴3分钟。

推拿肾俞穴

取穴窍门：腰部第2腰椎棘突，其下左右各旁开1.5寸。

取穴原理：具有补益肝肾、填精益髓的作用，可改善早泄症状。

推拿方法：两手搓热后用手掌上下来回推拿肾俞穴50～60次，两侧同时或交替进行。

按压足三里穴

取穴窍门：在小腿前外侧，外膝眼下3寸，距胫骨前缘1横指（中指）处。

取穴原理：有补中益气、补肾壮阳的作用，可辅助治疗男性勃起不坚、早泄等症。

推拿方法：用拇指或食指指腹按压足三里穴3～5分钟，以有酸胀感为度。

按压气海穴

取穴窍门：在前正中线上，从肚脐中央向下量1.5寸处即气海穴。

取穴原理：对治疗性功能低下、早泄及体倦乏力等症有益。

推拿方法：用拇指或食指指腹按压气海穴3～5分钟，力度适中。

注意事项

1. 积极从事体育锻炼，增强体质，并且注意休息，防止过劳，有利于调整中枢神经系统的功能失衡。打太极拳、散步等均有益于心身健康和精神调节。
2. 多吃壮阳食物，如狗肉、羊肉、核桃、龙眼肉等。此外，动物肾脏具有养肾益精的功效，可适当食用。
3. 夫妻之间要相互体贴，共同配合治疗。
4. 应该避免忧虑、激动和紧张，要树立信心。

阳痿

阳痿是常见的男子性功能障碍性疾病，是指男性在性生活时，阴茎不能勃起或勃起不坚或坚而不久，不能完成正常性生活，或阴茎根本无法插入阴道进行性交的一种疾病。

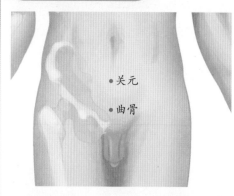

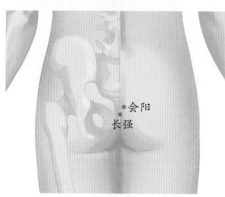

病因病机

1.房劳太过，或手淫，或早婚，以致精气亏虚，命门火衰，发为阳痿。

2.忧愁思虑，饮食不调，损伤心脾，致气血亏虚，宗筋失养，而成阳痿。

3.大惊卒恐，惊则气乱，恐则伤肾、气下，渐至阳道不振，举而不坚，导致阳痿。

4.情志不遂，忧思恼怒，肝失疏泄条达，不能疏通血气而畅达前阴，则宗筋弛缓，而成阳痿。

5.过食肥甘厚腻，生湿蕴热，湿热下注，则宗筋弛缓，阳事不兴，导致阳痿。

推拿调理处方
◗ 推拿曲骨穴
◗ 按压会阳穴
◗ 按揉长强穴
◗ 按摩关元穴

症状表现

性冲动不强，阴茎勃起困难，性交中途疲软，阴茎萎缩，腰酸乏力，面色苍白，食欲不振，精神萎靡，畏寒怕冷。

◗ 推拿曲骨穴

取穴窍门： 在下腹部，前正中线上，耻骨联合上缘的中点处。

取穴原理： 可治疗生殖系统疾病。

推拿方法： 双手搓热，一只手掌盖住肚脐，另一只手在曲骨穴上推拿1～2分钟。

◗ 按揉长强穴

取穴窍门： 尾骨端与肛门连线的中点处即长强穴。

取穴原理： 有清热固肾的作用，主治遗精、阳痿等与肾相关的病症。

推拿方法： 用中指和食指指腹用力按揉长强穴1～3分钟，以有酸胀感为度。

◗ 按压会阳穴

取穴窍门： 顺着脊柱向下摸到尽头即尾骨端，左右各旁开0.5寸处。

取穴原理： 可将阳气输送到臀部，对阳痿的治疗有一定的作用。

推拿方法： 取俯卧位，双脚稍微分开，用两手食指或中指指腹端按压或揉压，每次3～5分钟。

◗ 按摩关元穴

取穴窍门： 从肚脐正中央向下量3寸即关元穴。

取穴原理： 具有补肾壮阳、温通经络的作用，对治疗男性遗精、阳痿、早泄、性功能低下有较好的疗效。

推拿方法： 以关元为圆心，用手掌逆时针及顺时针方向摩动各3～5分钟，然后按压关元穴3分钟。

注意事项

1. 在性生活中，要消除紧张心理，树立自信心。
2. 培养良好的生活习惯，注意日常的饮食起居，注意劳逸结合，同时要节制性欲。
3. 适当食用一些补肾壮阳的食物，比如羊肉、核桃等。
4. 忌食辛辣刺激的食物，要戒烟、戒酒。

随症加减

命门火衰

症状：阳痿不举，眩晕耳鸣，精神萎靡，腰膝酸软，畏寒肢冷。

取穴与部位：肾俞、命门、背部督脉、背部膀胱经。

推拿方法：

1. 点按肾俞、命门穴，每穴约1分钟。

2. 用鱼际直擦背部督脉及膀胱经，横擦肾俞、命门等穴，各10～20次，以感到发热为佳。

惊恐伤肾

症状：阳痿不举，或举而不坚，胆怯多疑，心悸易惊。

取穴与部位：前额、百会、四神聪、神门、心俞、胆俞、大陵。

推拿方法：

1. 分抹前额10～20次。

2. 点按百会、四神聪、神门、心俞、胆俞、大陵等穴，每穴半分钟。

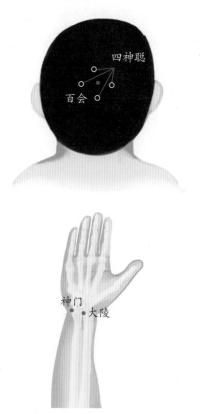

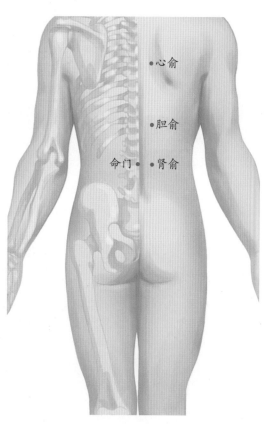

湿热下注

症状：阴茎痿软，勃而不坚，阴囊潮湿臊臭，小便黄赤。

取穴与部位：足三里、阴陵泉、丰隆、行间、大肠俞、膀胱俞、下腹部。

推拿方法：

1. 点按足三里、阴陵泉、丰隆、行间、大肠俞、膀胱俞等穴，每穴各半分钟。

2. 用手掌摩下腹部3分钟，以感到发热为佳。

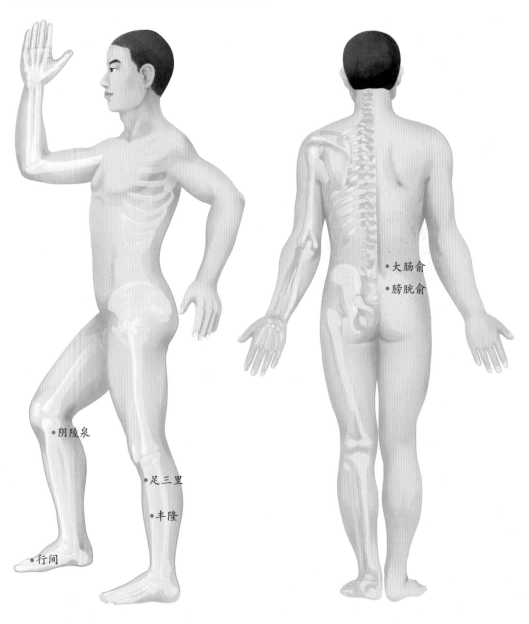

心脾两虚

症状：阳痿，精神不振，失眠健忘，胆怯多疑，心悸自汗，面色无华。

取穴与部位：心俞、脾俞、肾俞、内关、血海、足三里、三阴交、背部。

推拿方法：

1. 点按心俞、脾俞、肾俞、内关、血海、足三里、三阴交等穴，每穴半分钟。

2. 用小鱼际横擦背部10～20次，以感到发热为度。

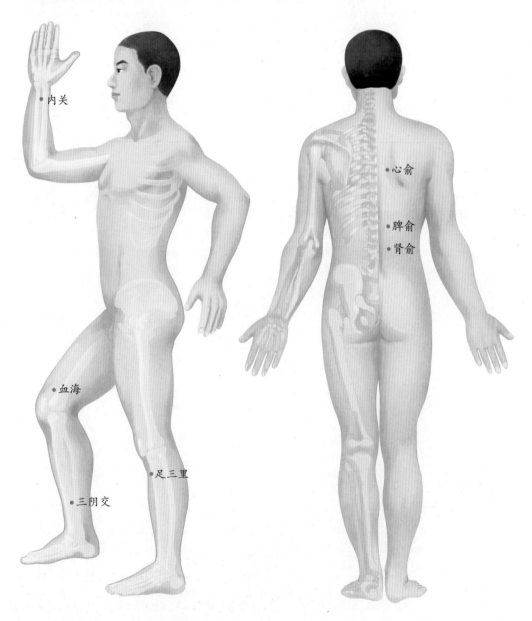

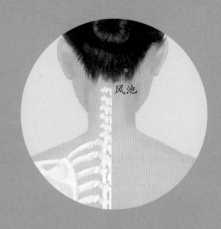

风池

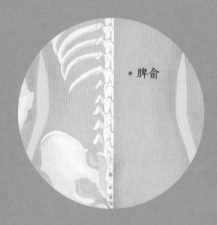

• 脾俞

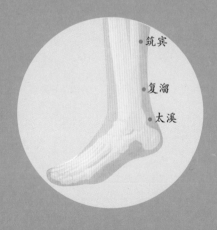

• 筑宾

• 复溜

• 太溪

第 7 章

为父母推拿

——改善中老年慢性病

孝敬我们的父母，就从为父母推拿做起吧。常回家看看，为父母『捶捶后背，揉揉肩』，将孝心与健康传递，胜于给父母买各种效果不佳的保健品。

高血压

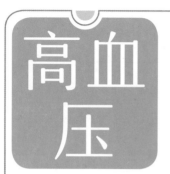

高血压是指静息状态下收缩压≥140毫米汞柱或（和）舒张压≥90毫米汞柱，一般临床表现为头痛、眩晕、耳鸣、心悸气短、失眠、肢体麻木等，且常伴有血管、心脏、脑和肾脏等器官的功能性或器质性病变。

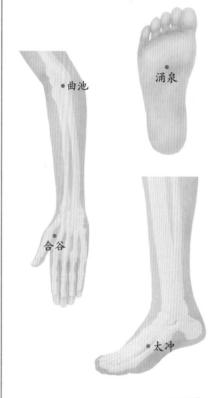

推拿调理处方
◗ 点按曲池穴
◗ 按压太冲穴
◗ 捏揉合谷穴
◗ 按揉涌泉穴

病因病机

1.长期情志抑郁恼怒，肝气郁结，气郁化火，阴液耗伤，肝阳上亢，上扰清空，而发本病。

2.饮食不节，喜食膏粱厚味，而伤及脾胃，脾失健运，致水液代谢失常，聚湿生痰，痰浊中阻，上蒙清窍，而发本病。

3.房事过度，或老年体衰，肾阴不足，肝失所养，水不涵木，阴虚阳亢，而发为本病。

症状表现

缓进型高血压：头痛，头晕，心悸，失眠，烦躁不安，眼花耳鸣，健忘，乏力，注意力不集中，夜尿频，多尿。

急进型高血压：血压明显升高，口渴，乏力，视力迅速衰退，眼底视网膜出血，双侧视神经乳头水肿，迅速出现蛋白尿及血尿。

◗ 点按曲池穴

取穴窍门：将手肘内弯约成直角，肘弯横纹尽头处凹陷即曲池穴。

取穴原理：明显降低血管外周阻力，有效改善高血压患者的临床症状。

推拿方法：用右手拇指尖点按左臂曲池穴1分钟，然后换左手拇指点按右臂曲池穴1分钟。

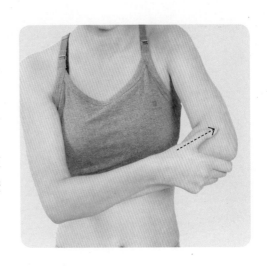

◗ 按压太冲穴

取穴窍门：在足背部，从第1、第2趾间沿第1跖骨内侧向小腿方向触摸，摸到凹陷处即太冲穴。

取穴原理：疏肝理气，抑制肝阳上亢引起的血压升高。

推拿方法：用双手拇指或食指指腹按压太冲穴1分钟，以有酸、胀、痛感为度。

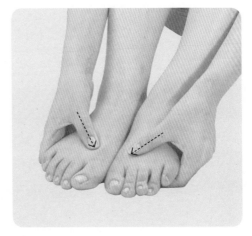

◗ 捏揉合谷穴

取穴窍门：一手拇指弯曲，另一手虎口分开，弯曲的拇指指间关节横纹卡在另一只手张开的虎口缘处，自然落下，拇指尖处。

取穴原理：抑制脑神经兴奋，以达到降低血压的目的。

推拿方法：一手拇指指腹按在另一手合谷穴上，食指端与拇指端相对夹住合谷穴捏揉，捏揉时缓缓呼气，吸气时手不要动。每侧捏揉2～3分钟，左右各做4～5次。

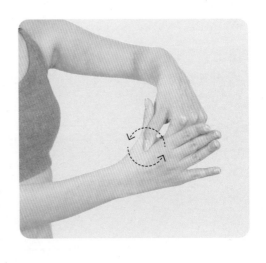

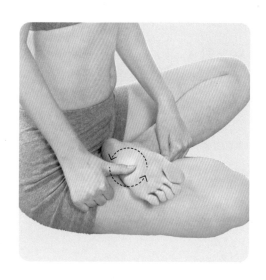

◗ 按揉涌泉穴

取穴窍门：屈足蜷趾，前脚掌最凹陷处即涌泉穴。

取穴原理：降低交感神经兴奋性，促进血液向外周流动，缓解头昏眼花、烦躁症状。

推拿方法：用左手大拇指按揉右侧足底涌泉穴2分钟，再换右手大拇指按揉左侧足底涌泉穴2分钟，以有热感为度。

• 注意事项

1. 尽量少吃高热量、高脂肪、高胆固醇的"三高"食品，如五花肉、动物肝脏、香肠、蟹黄、炸糕、油条等。
2. 多吃含钾量高的食物，如黄豆、菠菜、苋菜、芹菜、紫菜、橘子、香蕉、杏、猕猴桃、西瓜等。
3. 每餐宜吃七分饱，吃饭的速度不宜快，建议每口饭咀嚼20次以上。
4. 保持良好的情绪，不要过度兴奋、忧郁或生气。
5. 戒烟限酒。

⊙ 精选小偏方

荷叶茶

取新鲜的荷叶半张，洗净后切碎，然后加入适量的水煎煮，煮好后可以直接当茶水来饮用。因为荷叶具有扩张血管和降血压的功效，所以每天喝上2～3杯荷叶茶，就能够辅助治疗高血压。

糖尿病

糖尿病是由于胰岛素分泌不足，或胰岛素作用受损，或两者同时存在而引起的葡萄糖、蛋白质、脂质代谢紊乱的一种疾病。糖尿病可引发感染、心脏病、脑血管病、肾衰竭、失明、下肢坏疽等并发症。

病因病机

1.饮食失节，长期过食肥甘厚味及辛辣香燥食物，损伤脾胃，致脾胃运化失职，积热内蕴，化燥伤津，消谷耗液，发为消渴。

2.长期抑郁，或暴躁易怒，或劳心竭虑等，致肝气郁结，郁久化火，火热内燔，消灼肺胃阴津而发为消渴。

3.房事不节，劳欲过度，肾精亏损，虚火内生，水火不相既济，致肾虚肺燥胃热，发为消渴。

症状表现

口渴多饮，多食易饥，尿频量多，尿有甜味，体重减轻。

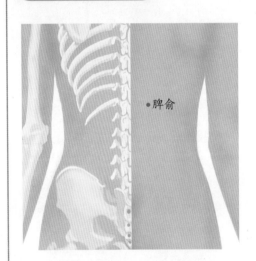

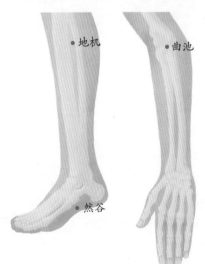

推拿调理处方
◗ 按压然谷穴
◗ 按压脾俞穴
◗ 点压地机穴
◗ 掐按曲池穴

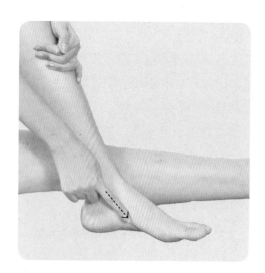

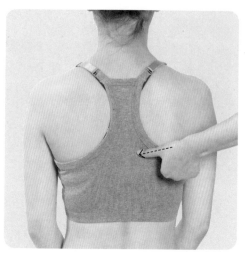

◗ 按压然谷穴

取穴窍门：在脚的内侧缘，足舟骨隆起下方赤白肉际处（皮肤深浅颜色交界处）即然谷穴。

取穴原理：促进唾液分泌，改善口干舌燥、心烦等症状。

推拿方法：用拇指或食指用力按压然谷穴，当感觉有酸胀感时松开，再按下去，再松开，如此反复10～20次。

◗ 按压脾俞穴

取穴窍门：两侧肩胛骨下缘的连线与脊柱相交处为第7胸椎，向下数4个棘突，其下方左右各旁开1.5寸处。

取穴原理：提高胰脏的功能，促进胰岛素分泌。

推拿方法：用拇指指腹适当用力按压脾俞穴3～5分钟。

◗ 点压地机穴

取穴窍门：小腿内侧，从膝关节往下摸，胫骨内侧髁下方与胫骨内侧缘之间的凹陷处，往下量3寸即地机穴。

取穴原理：对于胰岛素的分泌有很好的促进效果，有利于稳定血糖。

推拿方法：用食指垂直向下点压地机穴1分钟，力度稍轻。

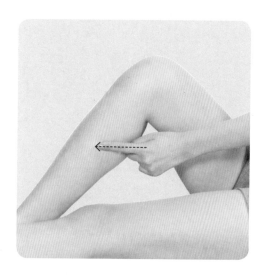

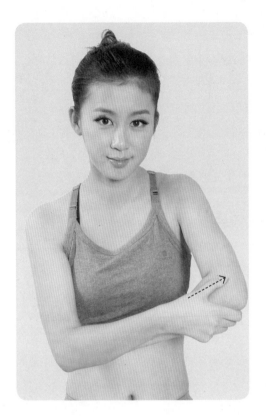

⟩ 掐按曲池穴

取穴窍门：将手肘内弯约成直角，肘弯横纹尽头处凹陷即曲池穴。

取穴原理：可改善糖尿病患者口渴及皮肤瘙痒等症状。

推拿方法：拇指弯曲，用指尖掐按曲池穴1～3分钟，以有酸痛感为度。

●○ 精选小偏方

花粉瓜皮茶

取西瓜皮15克、冬瓜皮15克、天花粉15克。将上述材料加水同煎，滤渣饮汁，每日2次，每次半杯。适用于各型糖尿病。

注意事项

1. 控制总热量摄入，正常体重者一般每日需要25～30千卡/千克体重，可依据劳动强度不同做适当调整。
2. 多吃富含膳食纤维的谷物及蔬菜，如玉米、荞麦、薏米、绿豆、黄豆、菠菜、芹菜、豌豆苗、南瓜、洋葱等。
3. 糖尿病患者运动时随身携带饮料、食品，以备不时之需。运动时要注意低血糖的防范及足部的保护。
4. 糖尿病患者尽量不要空腹或餐前运动，餐后1～2小时运动较佳。使用胰岛素治疗者，要避免在胰岛素作用高峰时段运动。
5. 糖尿病患者切勿单独运动，最好结伴一起运动，以应对可能发生的低血糖等紧急情况。

高脂血症

高脂血症是一种全身性疾病，是指血液中的总胆固醇、甘油三酯过高，或高密度脂蛋白过低，其主要危害是导致动脉粥样硬化，进而引发各种相关疾病，其中最常见的是冠心病。此外，高脂血症还是脑卒中、心肌梗死、心脏性猝死的危险因素。

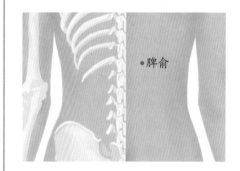

脾俞

病因病机

1.嗜食肥甘，或素体脾虚，导致脾失健运，水谷不化，痰浊内生而发为此病。

2.人老体虚，肾气不足，气血渐亏，气血不能正常运行而致血脉瘀滞，血中形成脂浊。

3.情志不遂，长期抑郁，肝失疏泄，气机不利，气滞则血瘀，气滞则水停，津液与血液运行失常，留而为痰为瘀，阻滞血脉。或肝失疏泄，横逆犯脾，肝脾不调导致阴阳气血失和，痰浊内生，久则痰瘀互阻，阻滞血脉，而发为本病。

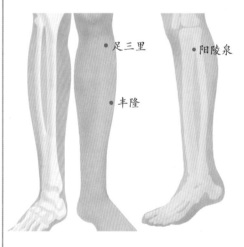

足三里

阳陵泉

丰隆

症状表现

高脂血症早期可无症状，也可有反复发作的腹痛、头晕，可见皮肤、黏膜上有黄色瘤，患者多肥胖。

推拿调理处方
◗ 按揉丰隆穴
◗ 点按阳陵泉穴
◗ 按压足三里穴
◗ 按压脾俞穴

◗ 按揉丰隆穴

取穴窍门：外踝尖上8寸，外膝眼和外踝尖连线的中点旁，胫骨前缘外侧1.5寸。

取穴原理：活血通络，对血脂有良性的调节作用。

推拿方法：用拇指或食指指腹稍用力按揉丰隆穴1～3分钟，以有酸胀感为度。

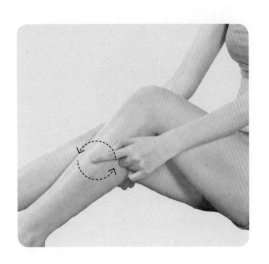

◗ 点按阳陵泉穴

取穴窍门：小腿外侧，腓骨头前下方凹陷中。用右手手掌轻握左膝盖前下方，除拇指外其他4指向内，大拇指指腹所在的膝关节外侧一个小的突起前下方凹陷处。

取穴原理：活血化瘀，改善血液黏稠度，促进血液循环。

推拿方法：以左手拇指指尖点按左侧的阳陵泉穴20次，再以右手拇指指尖点按右侧的阳陵泉穴20次。

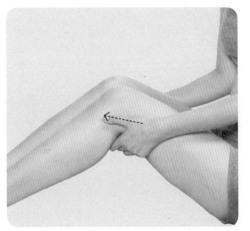

◗ 按压足三里穴

取穴窍门：在小腿前外侧，外膝眼下3寸，距胫骨前缘1横指（中指）处。

取穴原理：降低血液黏稠度，避免过多的脂肪堆积在血管壁上。

推拿方法：用拇指指腹用力按压足三里穴3分钟，力度稍重。

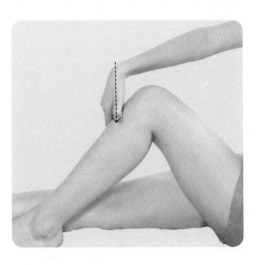

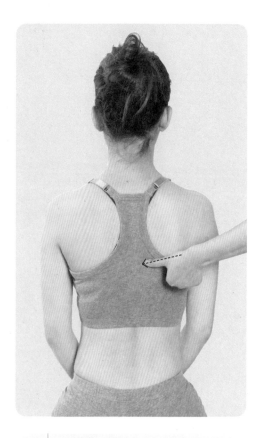

▶ 按压脾俞穴

取穴窍门：两侧肩胛骨下缘的连线与脊柱相交处为第7胸椎，向下数4个突起下方左右各2指宽的位置即脾俞穴。

取穴原理：有利湿升清的作用，可降低血液中的胆固醇含量。

推拿方法：用拇指指腹按压脾俞穴1～3分钟，以有酸胀感为度。

◯ 精选小偏方

莲子心茶

取12克莲子心放入大杯中，冲入适量热水，盖上杯盖，闷10～15分钟，代茶饮用即可，每天早晚各饮1次。莲子心茶不但能降低血压，还有较好的去脂、安神、强心的功效。

● 注意事项

1. 减少脂肪的摄入量，尽量不吃猪油、肥猪肉、黄油、肥羊、肥牛、肥鸭、肥鹅等食物。
2. 限制胆固醇的摄入量，每日胆固醇摄入量不超过300毫克，少吃动物内脏、蛋黄、鱼子、鱿鱼等富含胆固醇的食物。
3. 限制甜食及含糖高的碳酸饮料。
4. 戒烟忌酒，适量饮茶。
5. 尽量少喝咖啡，并禁服含有咖啡因的药物。
6. 适当运动，如慢跑、五禽戏、太极拳、打乒乓球等。
7. 肥胖的高脂血症患者应积极减肥，控制体重，体重减轻有利于血脂水平恢复正常。

痛风

痛风是由于人体内嘌呤的代谢紊乱，导致尿酸的合成增加或排出减少，当血尿酸浓度过高时，尿酸盐结晶沉积在关节、软组织、软骨和肾脏中，引起组织的炎性反应。

病因病机

1.原发性痛风：多有遗传性，原发性肾脏尿酸排泄减少约占原发性高尿酸血症的90%，具体发病机制不清，可能为多基因遗传性疾病，但应排除肾脏器质性疾病。

2.继发性痛风：指继发于其他疾病过程中的一种临床表现，也可因某些药物所致。

症状表现

1.通常在夜间发作，急性单关节或多关节疼痛通常是首发症状，疼痛进行性加重，甚则剧痛，类似于急性感染，有局部肿胀、发热等。

2.局部皮肤肿张、发热、有光泽，外观呈暗红色或紫红色，大姆趾的跖趾关节疼痛最常见（足痛风），足弓、踝关节、膝关节、腕关节和肘关节等也是常见发病部位，全身表现包括发热、心悸、寒战等。

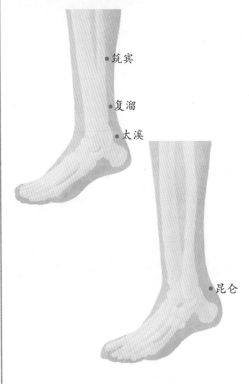

筑宾

复溜

太溪

昆仑

推拿调理处方
◗ 刮按昆仑穴
◗ 按揉太溪穴
◗ 推按复溜穴
◗ 推按筑宾穴

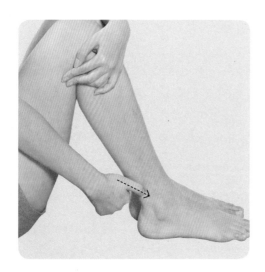

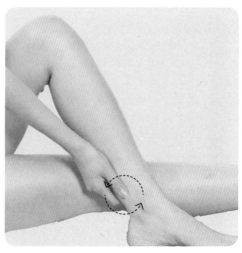

◗ 刮按昆仑穴

取穴窍门：外踝尖和跟腱（脚后跟往上，足踝后部粗大的肌腱）之间的凹陷处即昆仑穴。

取穴原理：疏通经络，使尿酸顺利排出体外。

推拿方法：大拇指弯曲，用指关节由上向下轻轻刮按两侧昆仑穴各1～3分钟。

◗ 按揉太溪穴

取穴窍门：足内踝尖和跟腱（脚后跟往上，足踝后部粗大的肌腱）之间的凹陷中。

取穴原理：清除尿中毒素，降低血尿酸浓度。

推拿方法：用对侧手的拇指指腹按揉太溪穴3分钟，力量柔和，以有酸胀感为度。

◗ 推按复溜穴

取穴窍门：足内踝尖上2寸，跟腱的前缘即复溜穴。

取穴原理：抑制血液中尿酸增加，调节人体水分代谢。

推拿方法：用大拇指指腹由上向下推按两侧复溜穴各1～3分钟。

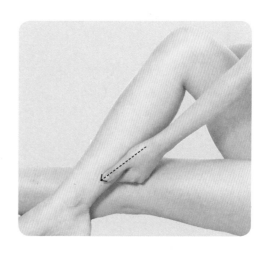

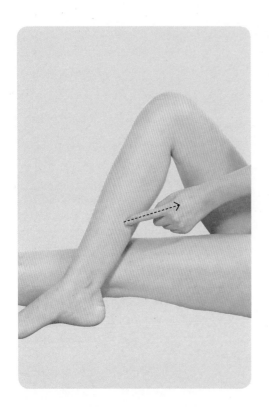

▶ 推按筑宾穴

取穴窍门：足内踝尖和脚跟后部粗大的肌腱之间的凹陷处向上量5寸即筑宾穴。

取穴原理：加强肾脏对各种毒素的代谢功能，促进尿酸的排泄。

推拿方法：用大拇指或食指指腹由下向上推按两侧筑宾穴各1~3分钟。

◉ 精选小偏方

泡盐水浴

每天临睡前用温水加浴盐泡澡15~20分钟，可促进关节部血液循环，加速尿酸的排泄，减少尿酸沉积。

▮ 注意事项

1. 尽量不吃嘌呤含量高的肉类、动物内脏及豆类等食物。
2. 平日多喝水，每日应该喝水2000~3000毫升，饮水最佳的时间是两餐之间及晚上和清晨。
3. 避免暴饮暴食或饥饿。
4. 节制烟酒，尤其不能酗酒。
5. 不喝浓茶、咖啡等饮料。
6. 禁用或少用影响尿酸排泄的药物，如青霉素、四环素、钙离子阻滞剂、利尿剂等。
7. 肥胖者要积极减肥。
8. 注意劳逸结合，避免过度劳累或精神紧张。

冠心病

冠心病是一种常见的心脏病，是因冠状动脉狭窄、供血不足而引起的心肌功能障碍或器质性病变。其症状为胸腔压榨性疼痛，并可迁延至颈、颌、手臂、后背及胃部。可伴有眩晕、气促、出汗、寒战、恶心及昏厥等，严重患者可因心力衰竭而死亡。

病因病机

1.**高血压、糖尿病、高脂血症**：除年龄外，高血压、糖尿病和高脂血症是冠心病较常见的诱发因素。

2.**吸烟**：吸烟是引发冠心病的重要危险因素。冠心病与吸烟之间存在着明显的剂量—效应关系。

3.**肥胖症**：肥胖症已成为冠心病的首要危险因素，可增加冠心病死亡率。

4.**不良生活方式**：不爱运动的人冠心病的发病率和死亡危险性明显增高。

症状表现

1.**心绞痛型**：表现为胸骨后的压榨性疼痛、闷胀感，持续3～5分钟，常发散到左侧臂部、肩部、下颌、咽喉部、背部，也可放射到右臂，伴随明显的焦虑。

2.**心肌梗死型**：心肌梗死发生前1周左右常有前驱症状，如静息和轻微体力活动时发作的心绞痛，伴有明显的不适和疲惫。心肌梗死发作时表现为持续性剧烈压迫感、闷塞感，甚至刀割样疼痛，位于胸骨后，常波及整个前胸，以左侧为重。

推拿调理处方
▷点揉内关穴
▷点揉神门穴
▷按揉膻中穴
▷按揉风池穴

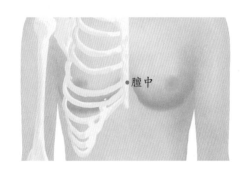

•膻中

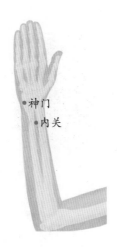

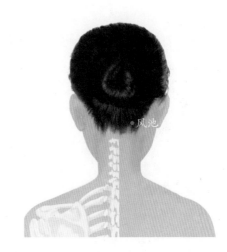

◗ 点揉内关穴

取穴窍门：一手握拳，腕掌侧突出的两筋之间距腕横纹3指宽的位置即内关穴。

取穴原理：增强心脏的功能，缓解胸闷、胸痛。

推拿方法：用一只手的拇指，稍用力向下点压对侧手臂的内关穴后，保持压力不变，继而旋转揉动，以产生酸胀感为度。

◗ 点揉神门穴

取穴窍门：腕掌面靠近小指的一侧有一条突出的筋，其与腕横纹相交的凹陷处即神门穴。

取穴原理：扩张冠状动脉，增加冠状动脉血液流量，减轻心肌缺血。

推拿方法：用一只手的拇指，稍用力向下点压对侧手臂的神门穴后，保持压力不变，继而旋转揉动，以产生酸胀感为度。

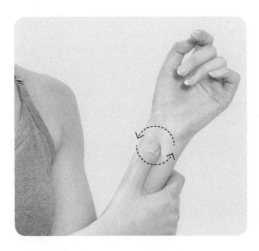

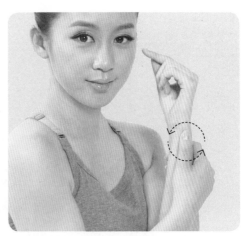

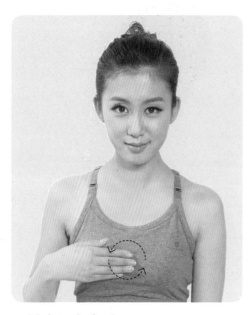

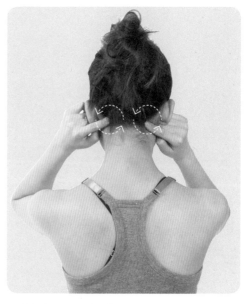

◗ 按揉膻中穴

取穴窍门：两乳头连线的中点，平第4肋间处即膻中穴。

取穴原理：改善心脏的神经调节，增加心肌供血。

推拿方法：用一只手的拇指或食指稍向下用力按压膻中穴半分钟，然后顺时针、逆时针各按揉60次。

◗ 按揉风池穴

取穴窍门：颈部耳后发际下的凹窝内，相当于耳垂平齐的位置即风池穴。

取穴原理：具有祛风解毒、通利清窍的作用，对高血压、动脉硬化引起的冠心病有较好的效果。

推拿方法：双手拇指或食指按揉风池穴1~2分钟，力度以产生酸胀感为宜。

● 注意事项

1. 饮食宜清淡，每餐八分饱，宜吃易消化的食物，并配些汤类。
2. 多吃新鲜蔬菜和水果，多补充水分。清晨起床后，可饮用250毫升淡盐水，睡前饮适量白开水。
3. 坚持适当的体育运动，可选择散步、打太极拳、做健身操等活动，运动量要循序渐进，不宜过大。
4. 保持充足睡眠，养成睡前热水泡脚的习惯，泡脚后可推拿双足心。

心绞痛

心绞痛是冠心病的主要临床表现，是由冠状动脉供血不足，心肌暂时缺血、缺氧而引起的发作性胸骨后疼痛，为突然发作的胸骨上段或中段的压榨性、窒息性疼痛，多伴有闷胀感。疼痛持续时间一般为1～5分钟。休息或服用硝酸甘油片后症状可得到缓解。

病因病机

1.情志抑郁，急躁易怒，郁怒伤肝，以致肝郁气滞，气机不畅，气滞血瘀，心脉痹阻，而发为本病。

2.恣食肥甘厚味，或饥饱无常，日久损伤脾胃，或忧思伤脾，脾虚气结，脾胃虚弱则运化失司，酿湿生痰痹阻心胸，清阳不展、气机不畅发本病。

3.素体阳虚，胸阳不振，阴寒之邪乘虚而入，寒凝气滞，血行不畅，而发本病。

4.年老体虚，肾气亏耗，肾阳虚衰，不能鼓动心阳，致心阳不振，而发本病。

症状表现

突发胸闷、左胸心前区绞痛，心痛、气短，甚至心痛彻背、喘息不得卧。心痛可向左上肢内侧放射，伴有呼吸困难、面色苍白、四肢逆冷等症状。

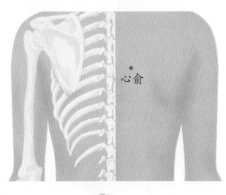

心俞

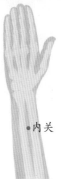

内关

推拿调理处方
▶ 揉压心俞穴
▶ 点压内关穴
▶ 按压膻中穴
▶ 按压极泉穴

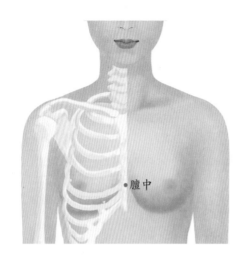

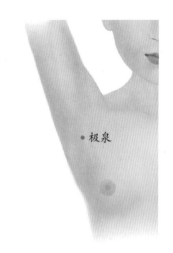

揉压心俞穴

取穴窍门：低头时颈部最高处，向下数5个突起的棘突，其下左右各旁开1.5寸处。

取穴原理：具有宽胸理气、调养心脏的作用。

推拿方法：食指、中指、无名指、小指4指并拢，用其指腹揉压心俞穴2～3分钟。

点压内关穴

取穴窍门：一手握拳，腕掌侧突出的两筋之间距腕横纹3指宽的位置即内关穴。

取穴原理：能够增强心脏的功能，缓解胸闷、胸痛。

推拿方法：用一只手的拇指，稍用力向下点压对侧手臂的内关穴后，保持压力不变，继而旋转揉动，以产生酸胀感为度。

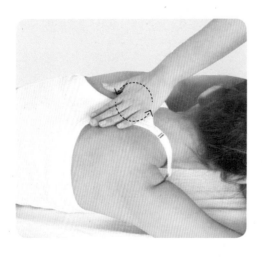

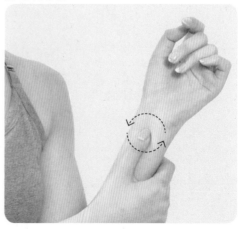

🝔 按压膻中穴

取穴窍门：两乳头连线的中点，平第4肋间处即膻中穴。

取穴原理：有改善心脏的神经调节的作用，能够增加心肌供血。

推拿方法：用一只手的拇指或食指稍向下用力按压膻中穴半分钟，然后顺时针、逆时针各按揉6次，以有酸麻、胀感为度。

🝔 按压极泉穴

取穴窍门：腋窝正中顶点，腋动脉搏动处。

取穴原理：具有宽胸理气、活血通络的作用，对心绞痛有较好的疗效。

推拿方法：用拇指指腹按压极泉穴，每次1分钟为宜。

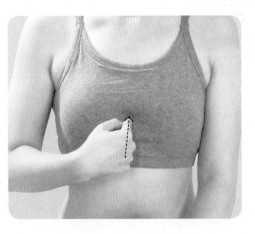
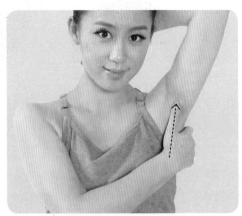

📍 注意事项

1. 克服不良饮食习惯，多吃一些富含膳食纤维和维生素的新鲜蔬菜、水果。每日蔬菜摄入量应在500克左右，并吃不少于100克的新鲜水果。同时，要注意增加蛋白质的摄入。

2. 避免过度劳累，因为过重的体力劳动、突然用力、剧烈咳嗽会增加心绞痛的发作频率。

3. 避免情绪过于激动，因为发怒、紧张、焦虑是心绞痛发作的高危因素。

4. 戒烟，因为烟草中的尼古丁和其他有害物质会对冠状动脉产生强烈刺激，会诱发冠状动脉痉挛而引起心绞痛发作。

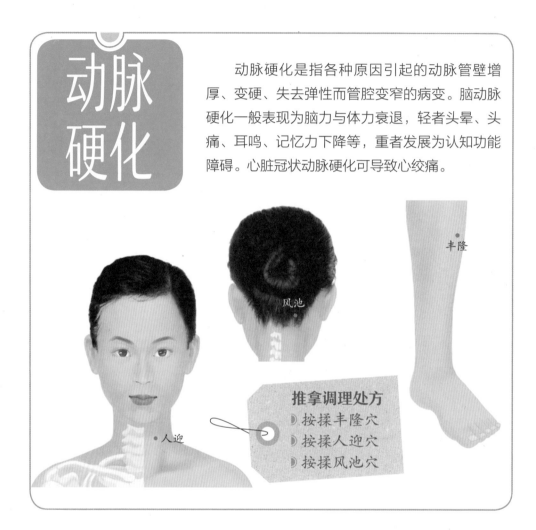

动脉硬化

动脉硬化是指各种原因引起的动脉管壁增厚、变硬、失去弹性而管腔变窄的病变。脑动脉硬化一般表现为脑力与体力衰退，轻者头晕、头痛、耳鸣、记忆力下降等，重者发展为认知功能障碍。心脏冠状动脉硬化可导致心绞痛。

丰隆

风池

人迎

推拿调理处方
◗ 按揉丰隆穴
◗ 按揉人迎穴
◗ 按揉风池穴

◗ 按揉丰隆穴

取穴窍门： 外踝尖上8寸，外膝眼和外踝尖连线的中点旁，胫骨前缘外侧1.5寸。

取穴原理： 具有通调心脉、活血化瘀的功能，可起到预防和治疗冠状动脉粥样硬化的作用。

推拿方法： 用拇指或食指指腹稍用力按揉丰隆穴1～3分钟，以有酸胀感为度。

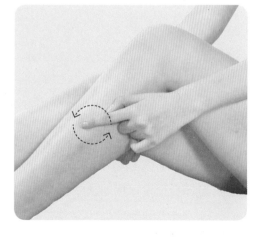

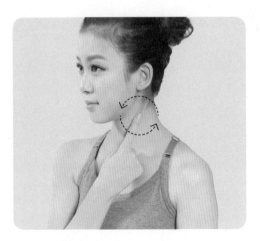

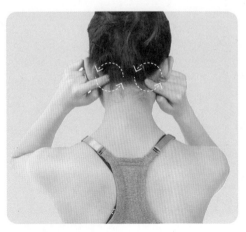

◗ 按揉人迎穴

取穴窍门：在颈部，横平喉结，胸锁乳突肌前缘，颈总动脉搏动处。

取穴原理：有通经调气的作用，能减轻颈动脉硬化，同时改善脑供血。

推拿方法：用食指或拇指按揉两侧人迎穴2～3分钟，手法轻柔，以有酸胀感为度。

◗ 按揉风池穴

取穴窍门：颈部耳后发际下的凹窝内，相当于耳垂平齐的位置即风池穴。

取穴原理：具有祛风解毒、通利清窍的作用，对高血压引发的动脉硬化有较好的效果。

推拿方法：双手拇指或食指按揉风池穴1～2分钟，力度以产生酸胀感为宜。

● 注意事项

1. 减少脂肪的摄取量，少吃煎炸食物及胆固醇含量高的食物，如虾、蟹、猪肝、猪肾、蛋黄等。

2. 不食或少食甜食、奶油，少喝碳酸饮料。

3. 多食粗粮、新鲜水果及蔬菜。

4. 戒烟，因为吸烟可致冠状动脉粥样硬化。

5. 保持良好的心情，因为忧郁或持续紧张可刺激交感神经兴奋，易致心跳加速、血管收缩、血压上升、血流减少而加重病情。

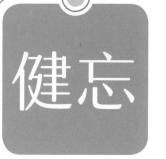

健忘是由于大脑皮层记忆功能出现问题，而造成记忆力减退或丧失。健忘的原因有很多，最主要的是年龄问题，一般随着年龄增长，记忆力减退。此外，健忘的发生还有外部原因，持续的压力和紧张会使健忘症恶化，过度吸烟、饮酒、缺乏维生素等也可能引起健忘症恶化。

推拿调理处方
◗ 按压心俞穴
◗ 按压脾俞穴
◗ 按揉肾俞穴

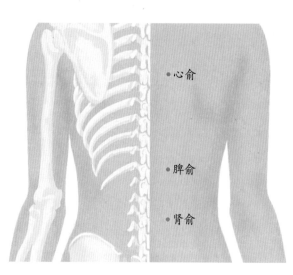

●心俞

●脾俞

●肾俞

◗ 按压心俞穴

取穴窍门： 找到第7颈椎，往下数5个突起的棘突，其下左右各旁开1.5寸处。

取穴原理： 心俞穴有通络安神的作用，可改善健忘症状，尤其是对青壮年偶然出现的健忘效果更佳。

推拿方法： 取卧位，用两手手指指腹端按压或揉压1～2分钟。

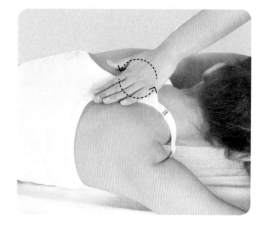

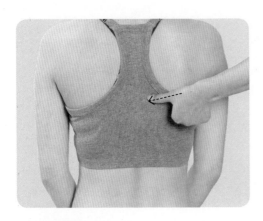 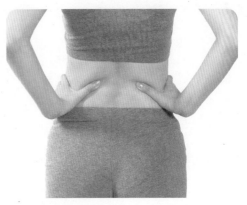

◗ 按压脾俞穴

取穴窍门：两侧肩胛骨下缘的连线与脊柱相交处为第7胸椎，向下数4个棘突，其下方左右各旁开1.5寸处即脾俞穴。

取穴原理：可改善多年健忘、失眠的患者伴有的食欲缺乏、形体疲惫、面色萎黄等症状。

推拿方法：用拇指指腹适当用力按压脾俞穴3～5分钟。

◗ 按揉肾俞穴

取穴窍门：两侧肩胛骨下缘的连线与脊柱相交处为第7胸椎，往下数7个突起的骨性标志（即棘突），其下左右各旁开1.5寸处即肾俞穴。

取穴原理：可改善健忘症及其伴随的腰膝酸软等症。

推拿方法：用两手拇指按揉双侧肾俞穴，至出现酸胀感且腰部微微发热为止。

注意事项

1. 多吃具有健脑益智作用的食物，如核桃、芝麻、黄豆、小米、蛋类、鱼类等。
2. 勤用脑，经常用脑可以使人的记忆力保持良好的状态。经常看报刊、电视、电影，经常听音乐，可使脑细胞处于活跃状态，减缓衰老。
3. 保持良好情绪。良好的情绪有利于神经系统与各器官、系统的协调统一，使机体的生理代谢处于最佳状态，对提高记忆力颇有裨益。
4. 经常锻炼身体。运动能调节和改善大脑的兴奋与抑制过程，能促进脑细胞代谢，使大脑功能得以充分发挥，延缓大脑老化。

坐骨神经痛

坐骨神经痛，是指坐骨神经分布的区域疼痛难忍，多为一侧腰腿部阵发性或持续性疼痛，在臀部、大腿后侧、小腿后外侧和踝关节后外侧有烧灼样或针刺样疼痛。严重者疼痛如刀割，活动时疼痛加剧。多由腰椎间盘突出、受寒或外伤导致。

推拿调理处方
◗ 按压环跳穴
◗ 按压委中穴
◗ 按揉肾俞穴

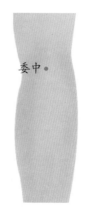

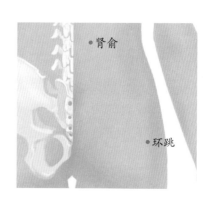

委中

肾俞

环跳

◗ 按压环跳穴

取穴窍门：臀部，股骨大转子最凸点与骶管裂孔连线的外1/3与内2/3交点处。

取穴原理：有疏通气血的作用，可有效缓解疼痛。

推拿方法：拇指弯曲，用拇指关节用力按压环跳穴1～3分钟，以有酸胀感为度。

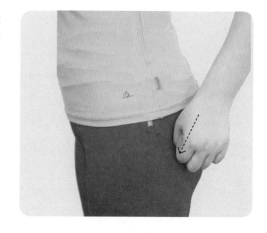

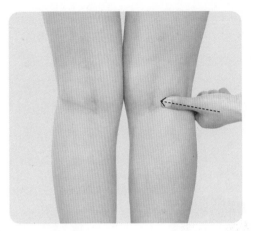
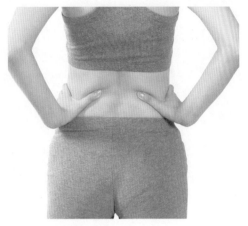

◗ 按压委中穴

取穴窍门：膝盖后面凹陷中央，腘横纹的中点即委中穴。

取穴原理：有舒筋活络、强壮腰膝、调理下焦的作用。此外，还有良好的镇痛效果。

推拿方法：用两手拇指端按压两侧委中穴，以稍感酸痛为度，一压一松为1次，连做10～20次。

◗ 按揉肾俞穴

取穴窍门：两侧肩胛骨下缘的连线与脊柱相交处为第7胸椎，往下数7个突起的骨性标志（即棘突），其下左右各旁开1.5寸处即肾俞穴。

取穴原理：有益肾强腰、舒筋活络的作用，可有效缓解疼痛。

推拿方法：用两手拇指按揉双侧肾俞穴，至出现酸胀感且腰部微微发热为止。

● 注意事项

1. 注意保暖。风寒湿邪会使气血受阻、经络不通，因此宜防止风寒湿邪侵袭。
2. 注意锻炼身体。在运动后要注意保护腰部；内衣被汗浸湿后要及时换洗；出汗后也不宜立即洗澡，待汗消后再洗，以防受凉、受风。
3. 饮食有节，起居有常，戒烟限酒，增强体质。
4. 在急性疼痛期，不要抬取或提拉超过5千克的重物，不要用力上举重物。
5. 注意站姿、坐姿、睡姿。长期姿势不正确会导致坐骨神经痛。

类风湿关节炎

类风湿关节炎是一种以慢性侵蚀性关节炎为特征的自身免疫性疾病。该病好发于手、腕、足等小关节，呈对称分布。早期有关节红肿热痛和功能障碍，晚期关节可出现不同程度的僵硬、畸形，并伴有骨和骨骼肌的萎缩，严重者可导致残疾。

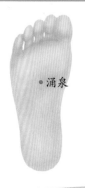

•涌泉

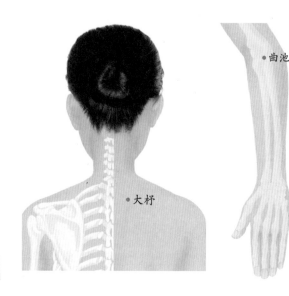

•曲池

•大杼

推拿调理处方

▶ 按压大杼穴

▶ 按压涌泉穴

▶ 按压曲池穴

▶ 按压大杼穴

取穴窍门： 正坐低头或俯卧位，在第1胸椎棘突下，左右各旁开1.5寸处。

取穴原理： 有强筋骨、清邪热的作用，对类风湿关节炎有较好的疗效。

推拿方法： 用两手手指指腹端按压或揉压2～3分钟。

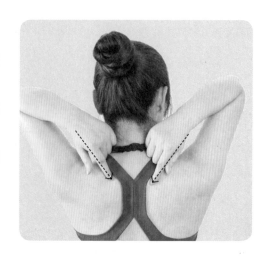

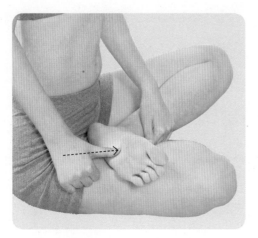 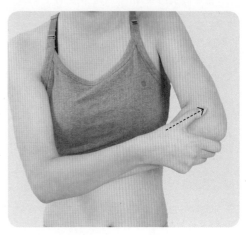

◗按压涌泉穴

取穴窍门：屈足蜷趾，前脚掌最凹陷处即涌泉穴。

取穴原理：可促进血液向外周流动，减缓类风湿关节炎的进程。

推拿方法：用左手小鱼际按压右侧足底涌泉穴2分钟，再换右手小鱼际按压左侧足底涌泉穴2分钟，以有热感为度，共4分钟。

◗按压曲池穴

取穴窍门：将手肘内弯约成直角，肘弯横纹尽头处凹陷即曲池穴。

取穴原理：有助于消除各类炎症，对类风湿关节炎有一定的作用。

推拿方法：用右手拇指尖按压左臂曲池穴1分钟，然后换左手拇指按压右臂曲池穴1分钟。

● **注意事项**

1. 少吃高胆固醇食物，这些食物易引起和加重关节疼痛、肿胀、骨质疏松与关节破坏。

2. 可适量多食动物血、蛋、鱼、虾、豆制品、土豆、牛肉、鸡肉等富含组氨酸、精氨酸、核酸的食物。

3. 急性期患者应卧床休息，以后要逐步加强活动，进行适当的体育锻炼，如散步、爬楼梯、打太极拳、慢跑等。较重患者需在医生指导下，在床上进行关节牵拉、伸展等功能锻炼。

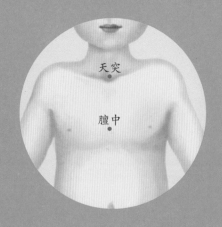

天突

膻中

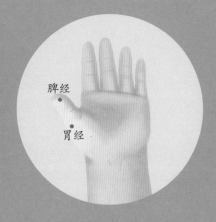

脾经

胃经

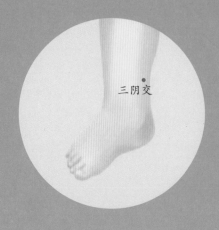

三阴交

第 **8** 章

小儿推拿百病消

——用双手把健康送给孩子

父母都希望孩子健康、快乐，希望把健康亲手送给孩子。当孩子有小病的时候，父母的推拿可以帮孩子调养疾病，越早推拿，对孩子的疾病恢复就越有利。

小儿发热

小儿发热常见的三个原因：一是感冒；二是肺受热邪侵犯，同时胃有积食伤害或长期便秘；三是体弱多病、久病伤阴导致阴虚内热。其中感冒是引起发热的主要原因之一，因儿童抗病能力不足，易受风寒外邪所侵，引起发热。

推拿调理处方
▶ 推攒竹穴
▶ 清天河水

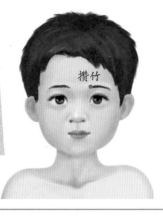

攒竹

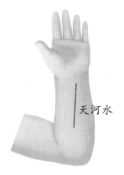

天河水

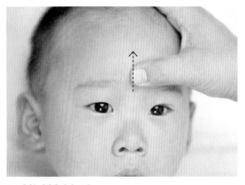

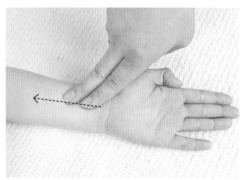

▶ 推攒竹穴

取穴窍门：眉毛内侧边缘凹陷处即攒竹穴。

取穴原理：具有降低体温的作用。

推拿方法：用拇指指腹在额头攒竹穴处自下而上沿直线推200次。

▶ 清天河水

取穴窍门：在前臂内侧正中线，自腕横纹至肘呈一直线。

取穴原理：有引邪外泄的作用，可快速退热。

推拿方法：用食指、中指指腹从腕推向肘部200次。

小儿咳嗽

咳嗽是小儿呼吸系统疾病的常见症状之一，是人体的一种保护性反射动作。小儿咳嗽多由上呼吸道感染、支气管炎、咽喉炎、过敏及吸入异物引起。

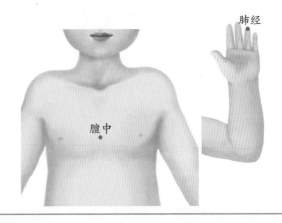

肺经

膻中

推拿调理处方

▶ 按揉膻中穴

▶ 补肺经

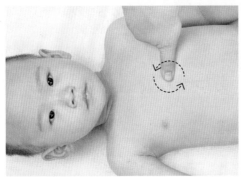

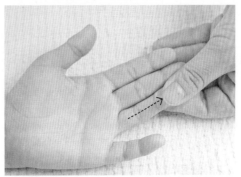

▶ 按揉膻中穴

取穴窍门：两乳头连线的中点，平第4肋间处即膻中穴。

取穴原理：有理气止痛、生津增液的功效，可用于治疗小儿百日咳。

推拿方法：反复按揉膻中穴处，以局部发红为止。

▶ 清肺经

取穴窍门：无名指末节螺纹面。

取穴原理：可用于治疗咳嗽、气喘等呼吸系统疾病，对咳嗽同时患有风热感冒的孩子有较好的疗效。

推拿方法：由无名指指根推到指端，推200次。

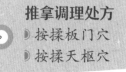

小儿疳积

小儿疳积是指脾胃虚损、运化失宜且病程较长的慢性疾患。一般表现为面色萎黄或苍白，心烦易激动，饮食不振，形体消瘦，皮下脂肪减少，肌肉松软，头发干枯，体重不增或减轻，甚至智力发育迟缓，出现水肿和夜盲等现象。

推拿调理处方
- 按揉板门穴
- 按揉天枢穴

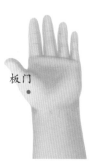

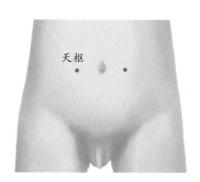

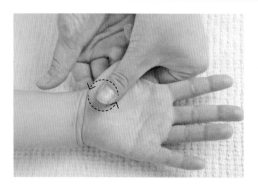

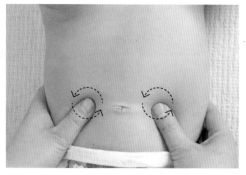

按揉板门穴

取穴窍门：手掌大鱼际隆起处。

取穴原理：可治疗疳积引起的夜间不能安睡、腹胀、腹痛拒按。

推拿方法：用大拇指指腹按揉2分钟。

按揉天枢穴

取穴窍门：在腹部，脐中左右各旁开2寸。

取穴原理：对症状为面色萎黄、乳食不进、形体消瘦、头大颈细的疳积有一定的辅助治疗作用。

推拿方法：用大拇指指腹沿逆时针方向按揉1分钟。

小儿厌食症是指较长期食欲减退或食欲缺乏的病症，主要症状有呕吐、食欲减退、腹泻、便秘、腹胀、腹痛和便血等。但是，大多数小儿厌食症不是由于疾病引起的，而是由于不良的饮食习惯、不合理的饮食搭配、不佳的进食环境造成的。

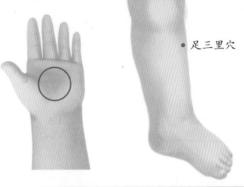

· 足三里穴

推拿调理处方
- 运八卦
- 按揿足三里穴

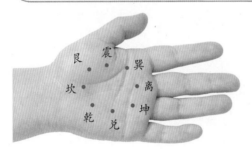

艮 震 巽
坎　　离 坤
　乾 兑

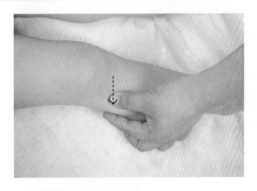

运八卦

取穴窍门：手掌面，以掌心劳宫穴为圆心，以圆心至中指根横纹连线的内2/3和外1/3交界点为半径，画一圆，如图按乾、坎、艮、震、巽、离、坤、兑八卦分布。

取穴原理：宽胸利膈，行滞消食。

推拿方法：用拇指指腹沿顺时针方向推动5分钟。

按揿足三里穴

取穴窍门：在小腿前外侧，外膝眼下3寸，距胫骨前缘1横指（中指）处。

取穴原理：有健脾和胃、通经活络的作用，可调节胃肠功能。

推拿方法：用拇指指端按揿足三里穴，一揿一松，以有酸胀、发热感为度。

小儿腹泻

儿童脾胃虚弱，突然改变饮食习惯，或饮食生冷、不洁、油腻，或进食过饱，都易伤到脾胃，导致脾胃运化失调，引起腹泻。其表现为大便次数增多、粪便溏薄、稀薄如水样，或排便势急，有倾泻的情况，常伴有腹部胀痛、恶心呕吐、发热、食欲不振、消瘦等症状。

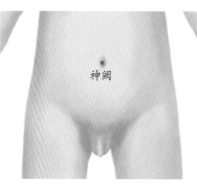

小儿腹泻可由非感染性和感染性原因引起。非感染性腹泻多由于喂食不当引起，如喂养不定时、进食量过多或过少、食物成分不适宜等。感染性腹泻多由于病毒、细菌、真菌等引起肠道内感染所致。病原微生物随着被污染的饮食或水进入消化道，也可通过被污染的日用品、手、玩具，或带菌者传播。肠道内大量的病原微生物繁殖会释放毒素，使小肠绒毛上皮细胞受损，电解质紊乱，造成腹泻。排除病原微生物感染和器质性病变之后，一般可以通过推拿进行胃肠功能的调理。

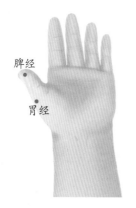

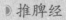

推拿调理处方
》推脾经
》推拿神阙穴
》推胃经

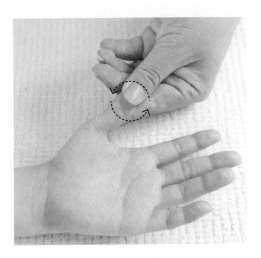

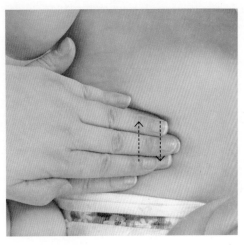

◗ 推脾经

取穴窍门：大拇指末节螺纹面。

取穴原理：可用于治疗大便清稀多沫、色淡不臭、面色淡白、肠鸣腹痛等症状的腹泻。

推拿方法：在大拇指指面沿顺时针方向旋转推动200次。

◗ 推拿神阙穴

取穴窍门：肚脐的正中央即神阙穴。

取穴原理：有温中散寒、健脾燥湿、涩肠止泻的功效。可调整肠胃功能，促进吸收。

推拿方法：将双手搓热，一只手掌盖住肚脐，另一只手在其上进行推拿，然后两只手可交换进行。

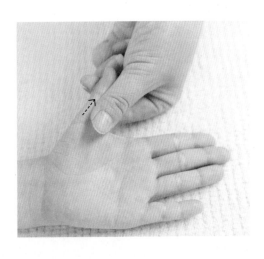

◗ 推胃经

取穴窍门：大拇指掌面下方一节，大拇指第一掌骨赤白肉际处。

取穴原理：对湿热泻有较好的治疗效果。湿热泻表现为腹痛即泻，便色黄褐、味臭，肛门灼热，口渴，尿少色黄。

推拿方法：由掌根向拇指根方向直线推动200次。

小儿盗汗

小儿盗汗是指儿童在睡觉时全身汗出，醒来则汗止。一般来说，小儿盗汗可分为生理性和病理性两种。生理性盗汗多因入睡前活动量大、睡前吃过热量较高的食物、室内温度过高、被子盖得太厚等引起；病理性盗汗多由佝偻病及结核病引起。

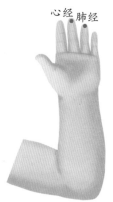

心经 肺经

推拿调理处方

◗ 推肺经
◗ 推心经

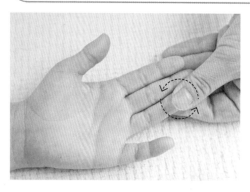

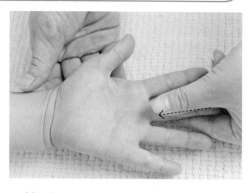

◗ 推肺经

取穴窍门：无名指末节螺纹面。

取穴原理：缓解儿童盗汗症状。

推拿方法：在无名指末节螺纹面顺时针方向旋转推200次。

◗ 推心经

取穴窍门：中指末节螺纹面。

取穴原理：对生理性及病理性盗汗都有较好的疗效。

推拿方法：由中指指端向指根直线推200次。

小儿呃逆

小儿呃逆（俗称"打嗝"）多由三种原因引起。一是由于护理不当，外感风寒，气逆不顺，而诱发打嗝；二是由于乳食不当，或过食生冷奶水，停积不化，气滞不行，脾胃功能减弱而诱发打嗝；三是由于进食过急或惊哭之后进食，一时哽噎诱发打嗝。

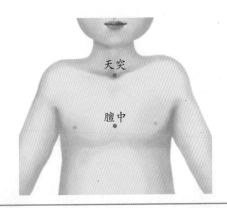

天突

膻中

推拿调理处方
》 点揉天突穴
》 点揉膻中穴

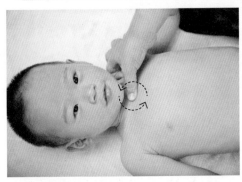

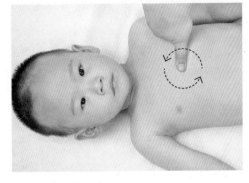

》点揉天突穴

取穴窍门：两锁骨内侧的凹陷处，胸骨上窝中央即天突穴。

取穴原理：可使清气入肺，排出浊气，从而缓解打嗝。

推拿方法：用大拇指指腹点揉1分钟。

》点揉膻中穴

取穴窍门：两乳头连线的中点，平第4肋间处即膻中穴。

取穴原理：有理气的功能，对缓解打嗝有一定的效果。

推拿方法：用大拇指指腹点揉1分钟。

小儿遗尿

遗尿是一种夜间无意识的排尿现象。5岁及5岁以上的儿童睡眠状态下不自主排尿每周超过2次，且持续6个月以上，称为小儿遗尿症。多因肾气不足、下元虚寒，或病后体质虚弱所致。长期遗尿的儿童表现为面色萎黄、精神不振、智力减退、饮食无味。

推拿调理处方
▷ 按揉三阴交穴
▷ 按揉太溪穴

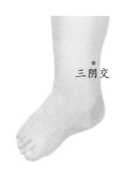
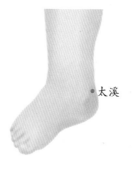

三阴交

太溪

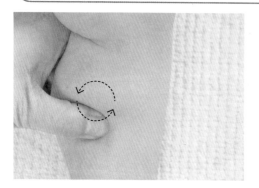

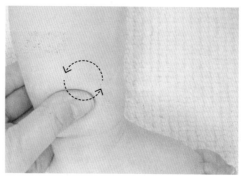

◗ 按揉三阴交穴

取穴窍门：小腿内侧，内踝尖上3寸，胫骨内侧缘后方。

取穴原理：有调节肝、脾、肾三脏的作用，对小儿遗尿有较好的疗效。

推拿方法：用大拇指指腹按揉三阴交穴1分钟。

◗ 按揉太溪穴

取穴窍门：足内踝尖和跟腱（脚后跟往上，足踝后部粗大的肌腱）之间的凹陷中。

取穴原理：滋补肾阴，改善遗尿。

推拿方法：用大拇指指腹按揉太溪穴1分钟。

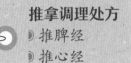

婴儿白天能安静入睡，入夜则啼哭不安，时哭时止，或每夜定时啼哭，甚则通宵达旦，称为夜啼。多见于新生儿及6个月内的小婴儿。婴儿的夜啼既可由疾病引起，也可是生理性的，因此，对有夜啼的孩子，家长应仔细观察，找出啼哭原因。

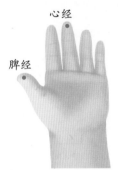

心经

脾经

推拿调理处方

◗ 推脾经

◗ 推心经

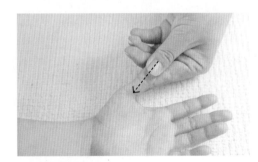

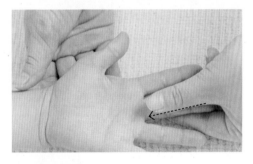

◗ 推脾经

取穴窍门：大拇指末节螺纹面。

取穴原理：对症状为啼哭声弱、手脚冰凉、唇舌淡白、面色青白等脾虚引起的夜啼有较好的疗效。

推拿方法：由拇指末节向拇指根部推200次。

◗ 推心经

取穴窍门：中指末节螺纹面。

取穴原理：可用于治疗惊恐引起的夜啼，其症状为声惨而紧、面色泛青、心神不安、时睡时醒。

推拿方法：由中指指端向指根推100次。

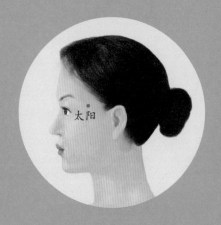

太阳

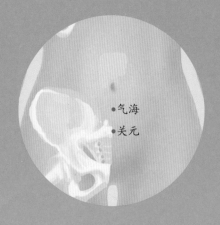

•气海
•关元

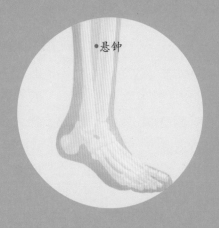

•悬钟

第 9 章

职场疲劳一扫光

——自己动手舒筋活络

紧张、快节奏的工作，往往会使上班族受到职业病的困扰。很多职业病如果不及时根除，就会造成终身顽疾。这里介绍一些为上班族量身打造的推拿方法，随时随地都可以做，简单有效。

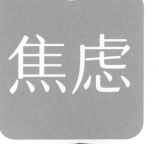

焦虑

现代社会生活节奏快，工作压力增加，使得越来越多的人心情紧张、焦虑，这种不良的情绪会对身体造成很大的危害，易引发高血压、冠心病、冠状动脉痉挛、缺血性心绞痛、心肌梗死等疾病。

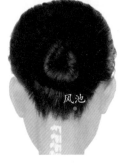

风池

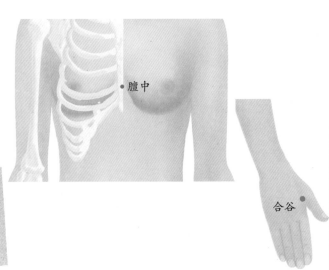

膻中

合谷

推拿调理处方
◗ 揉压膻中穴
◗ 捏揉合谷穴
◗ 按掐风池穴

◗ 揉压膻中穴

取穴窍门：两乳头连线的中点，平第4肋间处即膻中穴。

取穴原理：有宁心神、开胸除闷等作用，可以理气宽胸，消除烦躁不安等不良情绪。

推拿方法：用食指或中指指腹稍用力揉压膻中穴，每次揉压约5秒钟，休息3秒钟。连续操作5分钟。

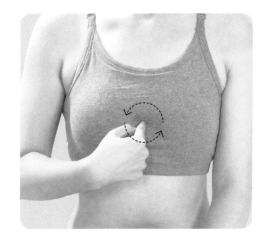

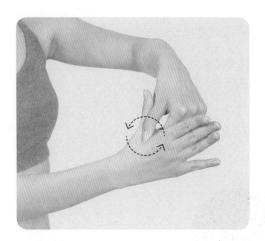

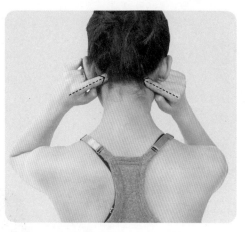

▶ 捏揉合谷穴

取穴窍门：一手拇指弯曲，另一手虎口分开，弯曲的拇指指间关节横纹卡在另一只手张开的虎口缘处，自然落下，拇指尖处。

取穴原理：对烦躁、紧张引起的失眠、神经衰弱等症有一定的缓解作用。

推拿方法：一手拇指指腹按在另一手合谷穴上，食指端与拇指端相对夹住合谷穴捏揉，捏揉时缓缓呼气，吸气时手不要动。每侧捏揉2～3分钟，左右各做4～5次。

▶ 按掐风池穴

取穴窍门：颈部耳后发际下的凹窝内，相当于耳垂平齐的位置即风池穴。

取穴原理：有调节情志的功能，缓解紧张或者焦虑等不良情绪。

推拿方法：闭目放松，用双手拇指或食指端按掐两侧风池穴1～2秒钟后，放松，再点按1～2秒钟，如此反复操作2分钟。

● 注意事项

1. 放松心情。可听些轻松的音乐，因为音乐不仅可以使人心情舒畅，从中得到美的享受，还可以培养集中注意力的能力并调节情绪。

2. 感到焦虑时，暂时有意识地放下日常学习的功课和一般性工作事务，放松心情。

3. 平时的生活要有规律，合理安排时间，做到有张有弛、劳逸结合。

4. 当遇到困难与挫折时，要保持宽容、大度的心态，使自己尽快从困境中走出来。

心理压力大

心理压力大虽然不是一种疾病，但是过度的压力会使人容易疲倦、暴躁、焦虑，对人体造成很大的伤害，因此我们在面对生活及学习的压力时，要学会抛掉包袱，轻松乐观地面对生活。

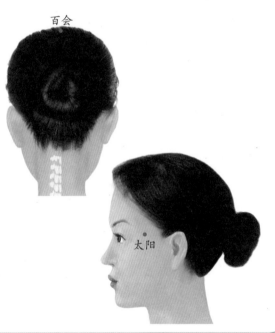

百会

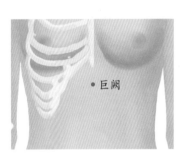

巨阙

太阳

推拿调理处方
◗ 揉百会穴
◗ 按揉太阳穴
◗ 点按巨阙穴

◗ 揉百会穴

取穴窍门：头顶部，两耳尖连线的中点处。

取穴原理：可使人保持愉悦的心情，解除烦恼，消除思想压力。

推拿方法：用一只手的食指、中指、无名指按头顶，用中指揉百会穴，其他两指辅助，顺时针方向旋揉36圈。

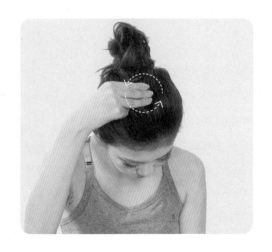

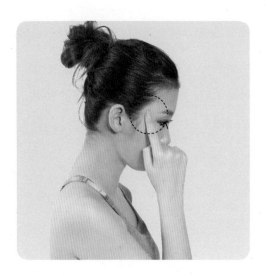

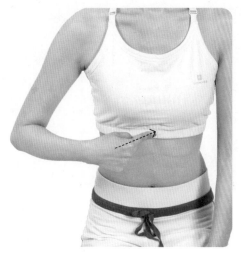

◗ 按揉太阳穴

取穴窍门：头部侧面，眉梢和外眼角中间向后1横指凹陷中。

取穴原理：可促进头颈肩部的血液循环，放松紧张情绪。

推拿方法：用两手拇指或食指指腹同时按揉两侧太阳穴2分钟。

◗ 点按巨阙穴

取穴窍门：腹部前正中线上，肚脐中点上6寸处即巨阙穴。

取穴原理：有理气宽中、养血安神的作用，可缓解紧张、烦闷等不良情绪。

推拿方法：晚饭后两小时，最好是睡前，用拇指或食指指腹点按巨阙穴约10分钟，按至穴位发热为止。

● 注意事项

1. 避免劳累，适当减小工作强度。

2. 不要把工作当成一切，分出一些时间给家人和朋友，也给自己一些娱乐时间，娱乐是对付压力的良方。

3. 一天中多进行几次短暂的休息，到室外呼吸新鲜空气，做一下深呼吸，可以使大脑放松，防止焦虑情绪。

4. 不要因受到批评而扩大负面情绪。当受到反面的评论时，你就把它当成能够改进工作的建议。

全身疲劳

全身疲劳是一种全身倦怠不适的主观感觉，既可能由于高强度的体力劳动引起，也可能由于长时间的脑力劳动或精神紧张等造成。一般性的疲劳经过充足的睡眠即可得到缓解，也可通过推拿穴位来缓解。

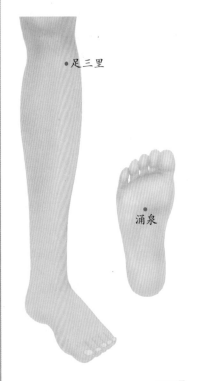

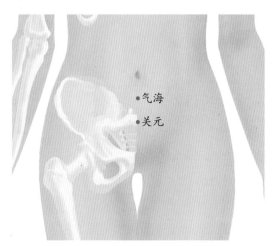

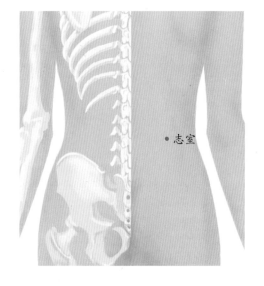

推拿调理处方
▶ 按压气海穴
▶ 按掐足三里穴
▶ 按摩关元穴
▶ 按压志室穴
▶ 按揉涌泉穴

◗ 按压气海穴

取穴窍门：前正中线上，从肚脐中央向下量1.5寸处即气海穴。

取穴原理：有增强体质的作用，可改善全身疲劳的状况。

推拿方法：用拇指或食指指腹按压气海穴3～5分钟，力度适中。

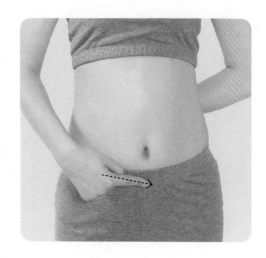

◗ 按掐足三里穴

取穴窍门：在小腿前外侧，外膝眼下3寸，距胫骨前缘1横指（中指）处。

取穴原理：有调节机体免疫力、增强抗病能力的作用，使身体充满活力。

推拿方法：用拇指指端按掐足三里穴，一掐一松，以有酸胀、发热感为度，连做36次，两侧交替进行。

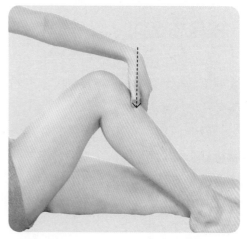

按摩关元穴

取穴窍门：从肚脐正中央向下量3寸即关元穴。

取穴原理：可培补元气、导赤通淋，改善全身疲劳的状况。

推拿方法：以关元为圆心，用手掌逆时针及顺时针方向各摩动3～5分钟，然后按压关元穴3分钟。

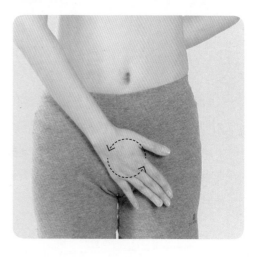

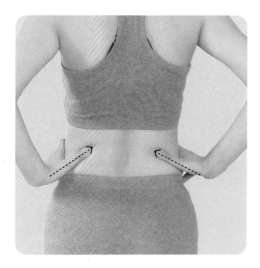 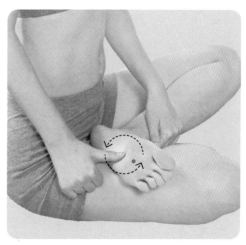

▶ 按压志室穴

取穴窍门：先确定第12胸椎，依次往下数至第2腰椎，在其棘突下左右各旁开3寸处即志室穴。

取穴原理：有强壮腰膝的作用，可缓解腰部疼痛，消除全身疲惫感。

推拿方法：站立，两手叉腰，两手拇指指端按住穴位，力度适中，按压或揉压3～5分钟。

▶ 按揉涌泉穴

取穴窍门：屈足蜷趾，足底最凹陷处即涌泉穴。

取穴原理：可促进血液向外周流动，使身体充满活力。

推拿方法：先将足底搓热，用一手拇指或食指指腹适当用力按揉对侧足底涌泉穴1分钟。

注意事项

1. 保证充足的睡眠。另外，听音乐、练书法、绘画等有助于解除疲劳。
2. 注意营养的搭配也有助于消除疲劳。多吃富含蛋白质和B族维生素的食物，如豆腐、牛奶、鱼肉等，多吃水果、蔬菜，适量饮水。
3. 适当参加体育锻炼和文娱活动，感觉疲劳时应多休息。
4. 调整好心态，保持情志舒畅。

颈椎病

颈椎病又称颈椎综合征，是一种以颈椎退行性病理改变为基础的疾患。主要由于颈椎长期劳损、骨质增生，或椎间盘脱出、韧带增厚，致使颈椎脊髓、神经根或椎动脉受压，导致一系列功能障碍的临床综合征。颈椎病的主要症状为头、颈、肩、背、手臂酸痛，脖子僵硬，活动受限。

病因病机

1.中医学认为颈椎病的病因病机为年老体衰，肝肾不足，气血亏虚，筋骨失养；或伏案久坐，劳损筋肉；或感受外邪，外邪客于经脉，气血不通；或扭挫损伤，气血瘀滞。

2.西医学认为由于颈椎间盘退变、椎体骨质增生、韧带钙化等病变导致椎间隙变窄，椎间孔缩小，神经根、脊髓、颈部交感神经或椎动脉受到压迫或刺激而引发颈椎病。

症状表现

患者早期常感到颈部僵硬、酸胀、疼痛等不适，可伴有头痛、头晕、恶心、肩背酸痛，并放射至臂部或手指，颈部活动受限。重者可出现手指发麻无力，肢体酸软无力，甚至大小便失禁、瘫痪等症。

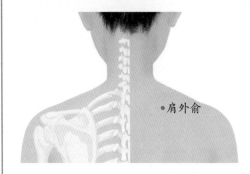

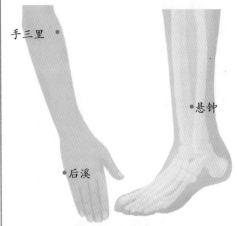

推拿调理处方

◗ 按压后溪穴
◗ 按揉悬钟穴
◗ 拨手三里穴
◗ 按揉肩外俞穴

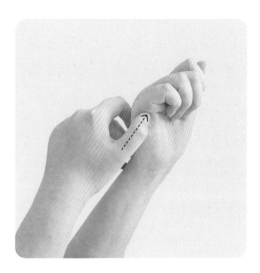

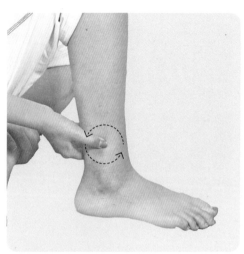

▷ 按压后溪穴

取穴窍门：屈臂成45度角，轻握拳，在小指近侧边凸起如火山口状处即后溪穴。

取穴原理：舒经利窍，调整颈椎紧张状态。

推拿方法：用一手轻握另一手掌背，用拇指指尖垂直向下按压后溪穴1～3分钟。

▷ 拨手三里穴

取穴窍门：胳膊弯曲90度角，掌心向下，肘尖和肘关节内侧的横纹中点往下量2寸即手三里穴。

取穴原理：通利头部阳经，改善颈椎病压迫神经引起的上肢麻木。

推拿方法：用一手的大拇指指腹从里向外拨手三里穴，以有酸胀或胀疼的感觉为度。

▷ 按揉悬钟穴

取穴窍门：小腿的外侧缘，外踝尖直上3寸即悬钟穴。

取穴原理：能改善头颈部血液循环，舒筋养骨，通经活络。

推拿方法：用大拇指指腹按揉悬钟穴，其余4个手指把住小腿，每次按揉3～5分钟。

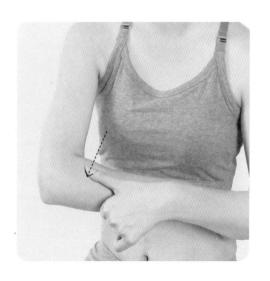

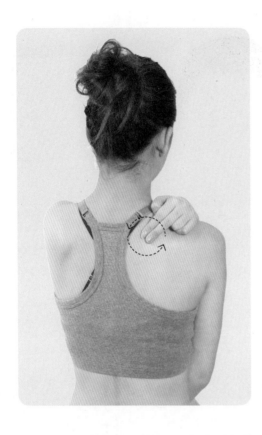

◗ 按揉肩外俞穴

取穴窍门：低头时后颈部最突出的椎体往下数1个棘突，在其下左右各旁开3寸即肩外俞穴。

取穴原理：疏通经络，放松上半身的神经肌肉，缓解颈部疼痛。

推拿方法：用一手绕过胸前置于另一侧的肩上，然后用食指和中指并拢按揉肩外俞穴，以有酸痛感为度。

◉ 精选小偏方

敷热盐包

在小口袋里放点炒热的盐，稍微凉一下，放在颈椎上，等全凉了拿下来，将盐炒热后再敷，共敷30分钟。

● 注意事项

1. 注意纠正不良的体位，不要偏头、耸肩，站立时保持脊柱的正直，昂首挺胸，眼睛平视，双肩自然下垂。
2. 时常改变头部及颈部体位，避免长时间保持一种姿势。
3. 睡眠时选择高低合适的枕头，并调整睡姿，可取侧卧位或仰卧位，不宜俯卧。
4. 注意颈部的保暖，不要让颈部直接处于凉水、空调等低温条件下。
5. 改善工作环境，减小劳动强度，避免头颈负重。
6. 颈椎病患者应当避免参加重体力劳动、提取重物等，平常应当注意保护颈部，防止其受伤。
7. 及早彻底治疗颈、肩、背软组织劳损，防治颈椎病。

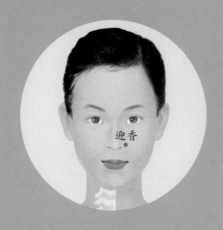

迎香

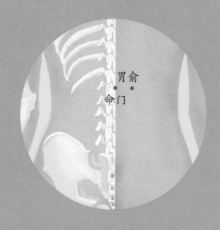

胃俞
命门

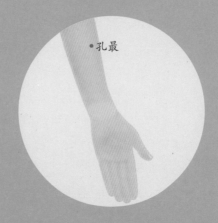

孔最

第 10 章

家庭自救方案

——突发病症的应急推拿

突发病症由于来得突然，会使人措手不及。有的人由于不了解应急救治方法，而酿成悲剧。掌握常见突发病的推拿方法，关键时刻常常会化险为夷。

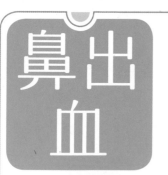

鼻出血

鼻出血又称鼻衄，多因鼻腔病变引起，也可由全身疾病引起，偶有因鼻腔邻近病变出血经鼻腔流出者。鼻出血多为单侧，亦可为双侧；可间歇反复出血，亦可持续出血；出血量多少不一，轻者仅鼻涕中带血，重者可引起失血性休克；反复出血则可导致贫血。

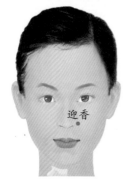

迎香

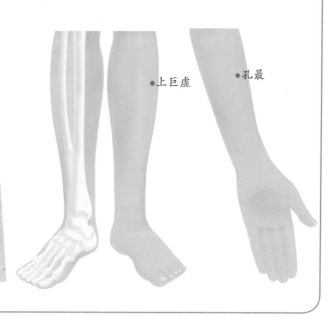

●上巨虚　　●孔最

推拿调理处方
▷ 按揉迎香穴
▷ 按压孔最穴
▷ 按压上巨虚穴

▷ 按揉迎香穴

取穴窍门：位于鼻翼外缘中点旁，鼻唇沟中。

取穴原理：对治疗鼻出血有较好的作用。

推拿方法：用两只手的食指指腹按住迎香穴，由内而外旋揉36圈。

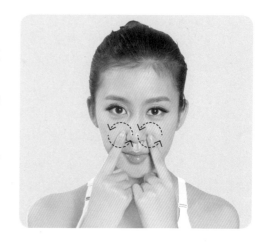

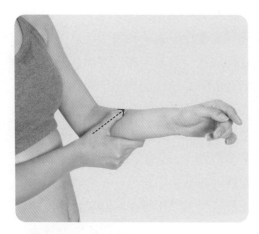

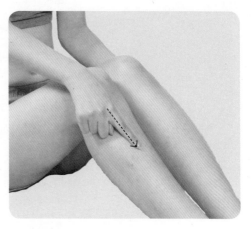

◗ 按压孔最穴

取穴窍门：在前臂掌面桡侧，尺泽穴（肘横纹上，肱二头肌肌腱桡侧缘凹陷中）与太渊穴（参见62页）连线上，腕横纹上7寸。

取穴原理：具有清热止血、润肺理气的功效，可用于治疗天气干燥引起的鼻出血。

推拿方法：用拇指指腹用力按压孔最穴2～3分钟，以略感酸痛为度。

◗ 按压上巨虚穴

取穴窍门：外膝眼下6寸。正坐，屈膝90度角，手心对髌骨，手指朝向下，无名指指端处向下量3寸。

取穴原理：有引导人体气血下行的作用，可减轻鼻腔出血。

推拿方法：用拇指或食指指腹垂直用力按压上巨虚穴3秒钟后稍放松，然后继续按压，重复操作10次，以有酸痛感为度。

● 注意事项

1. 发现鼻出血时，应采取坐位或半卧位，头稍向前倾，用纸巾擦拭鼻血，精神放松。

2. 鼻子刚出血时，或出血之后，可在额部和颈部进行冷敷，用于冷敷的毛巾要每2分钟浸冷水1次。

3. 应多食蔬菜、水果，禁食性热的食物，如羊肉、葱、姜等。

4. 培养良好的卫生习惯，不要用手挖鼻孔，不做有危险的游戏，防止鼻子碰伤等。

5. 在气候干燥的秋冬季节要多喝水。

落枕

落枕又称"失枕"，是一种常见病症。通常入睡前并无任何症状，晨起后却感到项背部明显酸痛，颈部活动受限。这说明病起于睡眠之后，与睡枕及睡眠姿势有密切关系。以颈部肌肉痉挛、酸胀、疼痛、转动失灵为主要症状。落枕的病因主要有两个方面：一是肌肉扭伤，因夜间睡眠姿势不良或睡眠时枕头不合适，引起颈部一侧肌肉紧张，使颈椎小关节扭错，时间较长即发生静力性损伤；二是感受风寒，如睡眠时受寒或盛夏贪凉吹冷风，使颈背部气血凝滞，筋络痹阻。

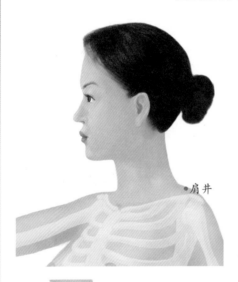

·肩井

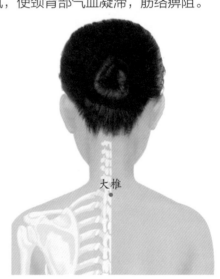

大椎

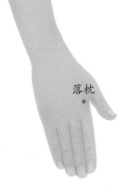

落枕

推拿调理处方

▷ **点按落枕穴**

▷ **按压肩井穴**

▷ **摩擦大椎穴**

◗ 点按落枕穴

取穴窍门： 中指和食指相对的掌骨之间，两指骨尽头起，向掌背侧1拇指宽处即落枕穴。

取穴原理： 治疗落枕的特效经验用穴，缓解落枕引起的颈部疼痛。

推拿方法： 以拇指或食指指端点按落枕穴，待有酸胀感时再持续2～3分钟。

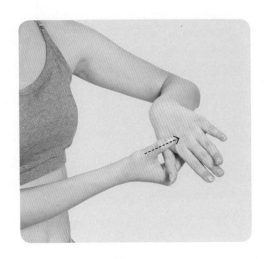

◗ 按压肩井穴

取穴窍门： 肩胛区，第7颈椎棘突与肩峰最外侧点连线的中点。

取穴原理： 放松颈部肌肉，缓解肌肉痉挛。

推拿方法： 用食指或中指指腹按压肩井穴1～3分钟，以有酸胀感为度。

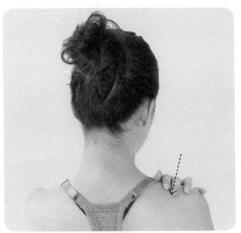

◗ 摩擦大椎穴

取穴窍门： 低头时，摸到颈后突起最高的骨头（即第7颈椎棘突），这块高骨的下方凹陷处即大椎穴。

取穴原理： 疏通经络，调理气血运行。

推拿方法： 将右手除拇指外其他4指并拢，指腹紧贴大椎穴，适当用力反复摩擦1分钟，至局部发热为止。

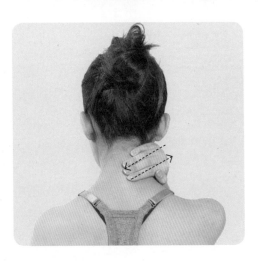

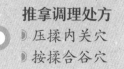

晕车晕船

晕车、晕船是指在乘坐交通工具时，受震动、摇晃的刺激，人体不能很好地适应和调节机体的平衡，使交感神经兴奋性增强导致的神经功能紊乱，引起眩晕、上腹部不舒服、恶心、出冷汗、呕吐等症状，尤其当汽车急刹车、急转弯或突然启动时更严重。

推拿调理处方
◗ **压揉内关穴**
◗ **按揉合谷穴**

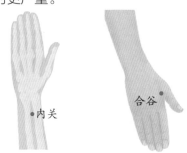

内关 ・ 合谷

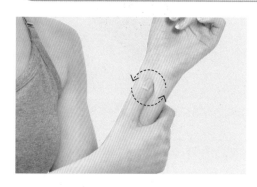

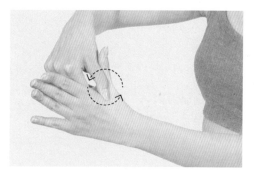

◗ 压揉内关穴

取穴窍门：一手握拳，腕掌侧突出的两筋之间距腕横纹3指宽的位置即内关穴。

取穴原理：有调节中枢神经的作用，可有效治疗晕车、晕船。

推拿方法：用一只手的拇指指腹稍用力向下点压对侧手臂的内关穴后，保持压力不变，继而旋转揉动。

◗ 按揉合谷穴

取穴窍门：一手拇指弯曲，另一手虎口分开，弯曲的拇指指间关节横纹卡在另一只手张开的虎口缘处，自然落下，拇指尖处。

取穴原理：可调节肠胃功能，缓解晕车、晕船引起的恶心、呕吐等症状。

推拿方法：用一手拇指指端按揉另一手合谷穴，每侧按揉2～3分钟，左右各做4～5次。

中暑

中暑是指在暑热天气、湿度大和无风的环境条件下，人体出现的以体温调节中枢功能障碍、汗腺功能减退和水电解质丧失过多为特征的疾病。中暑的症状有头痛、头晕、口渴、多汗、四肢无力、动作不协调，严重者会出现热痉挛、热衰竭、热射病。

推拿调理处方
》 掐揉少冲穴
》 掐压人中穴

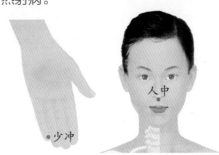

人中

少冲

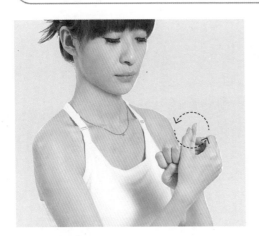

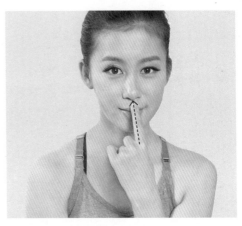

》 掐揉少冲穴

取穴窍门：位于小指指甲桡侧下缘，距指甲根角0.1寸处。

取穴原理：清热息风，醒神开窍。

推拿方法：用拇指端掐揉少冲穴30～50次。

》 掐压人中穴

取穴窍门：位于上嘴唇沟的上1/3与下2/3交界处。

取穴原理：具有开窍醒神、疏风清热的作用，为急救昏厥要穴。

推拿方法：用拇指尖掐压人中穴，每分钟掐压20～40次。

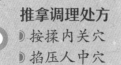

昏厥是指突发性、短暂性、一过性的意识丧失而昏倒，因一过性脑缺血、缺氧引起，并在短时间内自然恢复。昏厥的诱因有心律失常，心肌梗死，脑血管病变，以及恐惧、紧张、焦虑等心理因素。

推拿调理处方
◗ 按揉内关穴
◗ 掐压人中穴

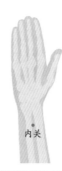

内关

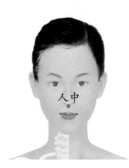

人中

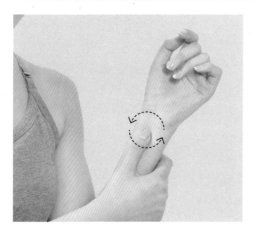

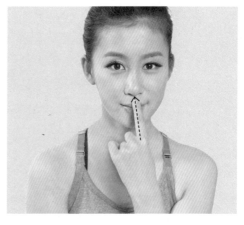

◗ 按揉内关穴

取穴窍门：一手握拳，腕掌侧突出的两筋之间距腕横纹3指宽处。

取穴原理：疏通经络，缓解心脏病引起的晕厥。

推拿方法：用拇指指腹按揉内关穴，以产生酸胀感为度。

◗ 掐压人中穴

取穴窍门：位于上嘴唇沟的上1/3与下2/3交界处。

取穴原理：为急救昏厥要穴，适用于任何原因引起的昏厥。

推拿方法：用拇指或食指指尖掐压人中穴，每分钟掐压20～40次。